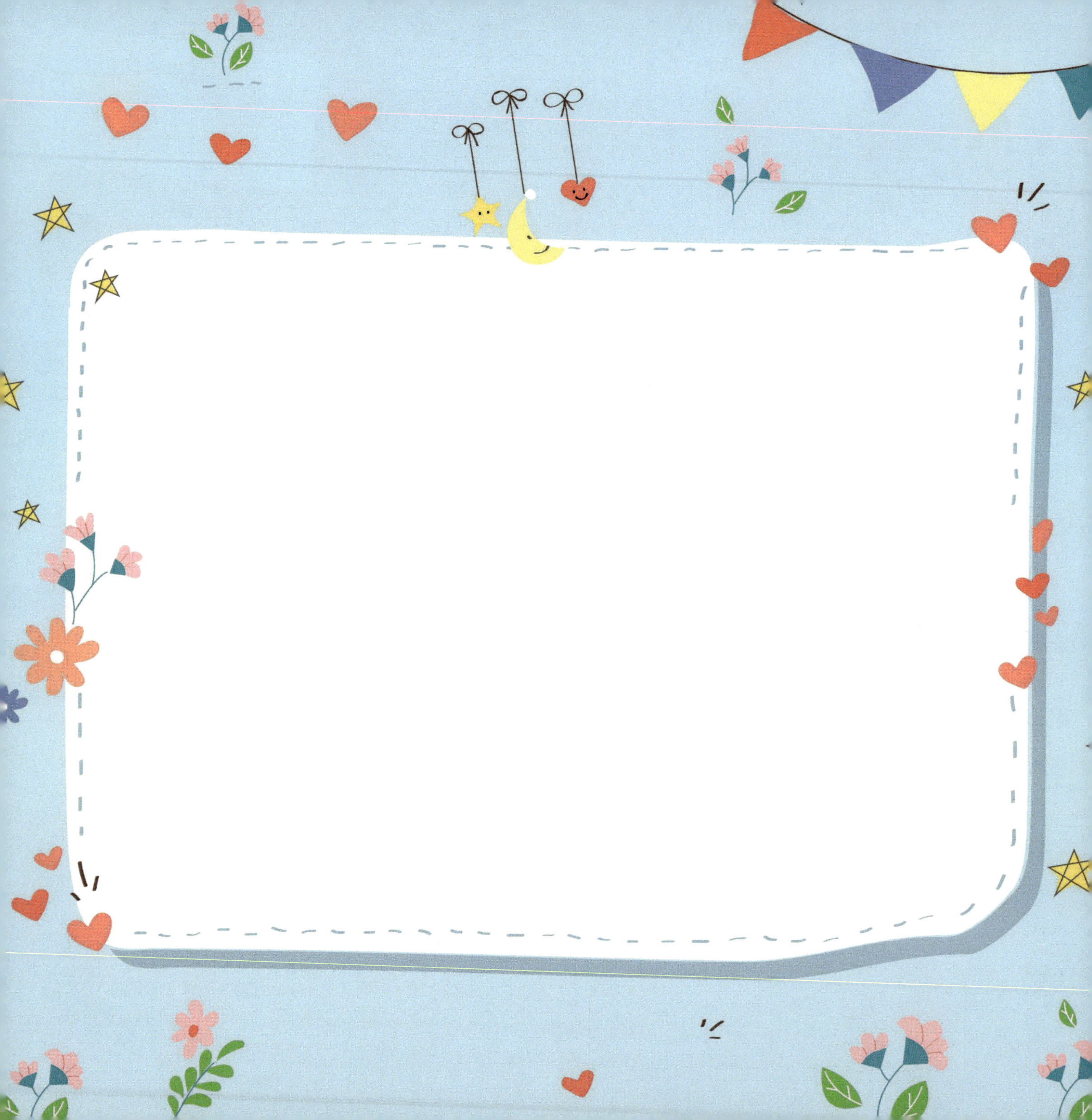

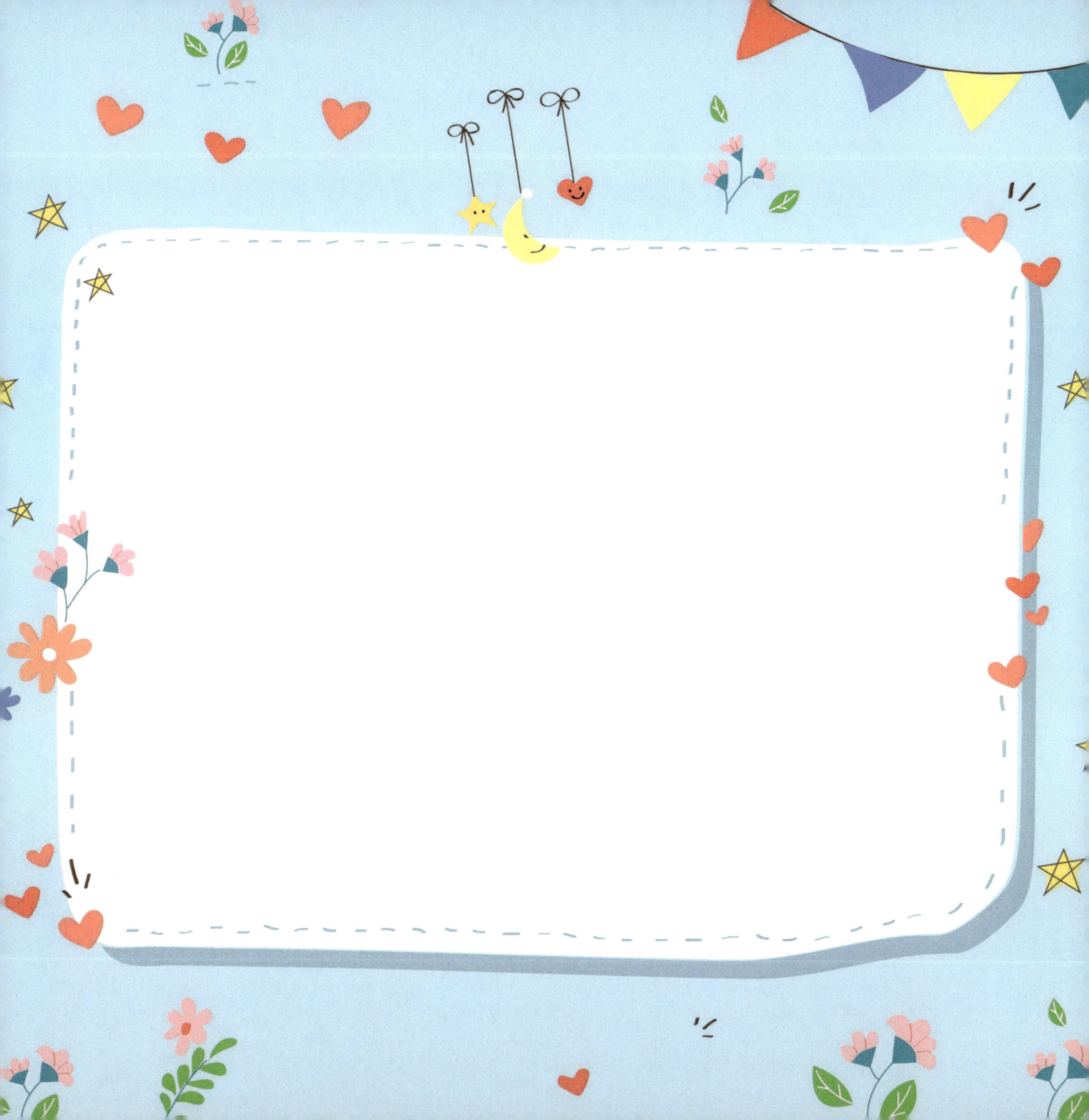

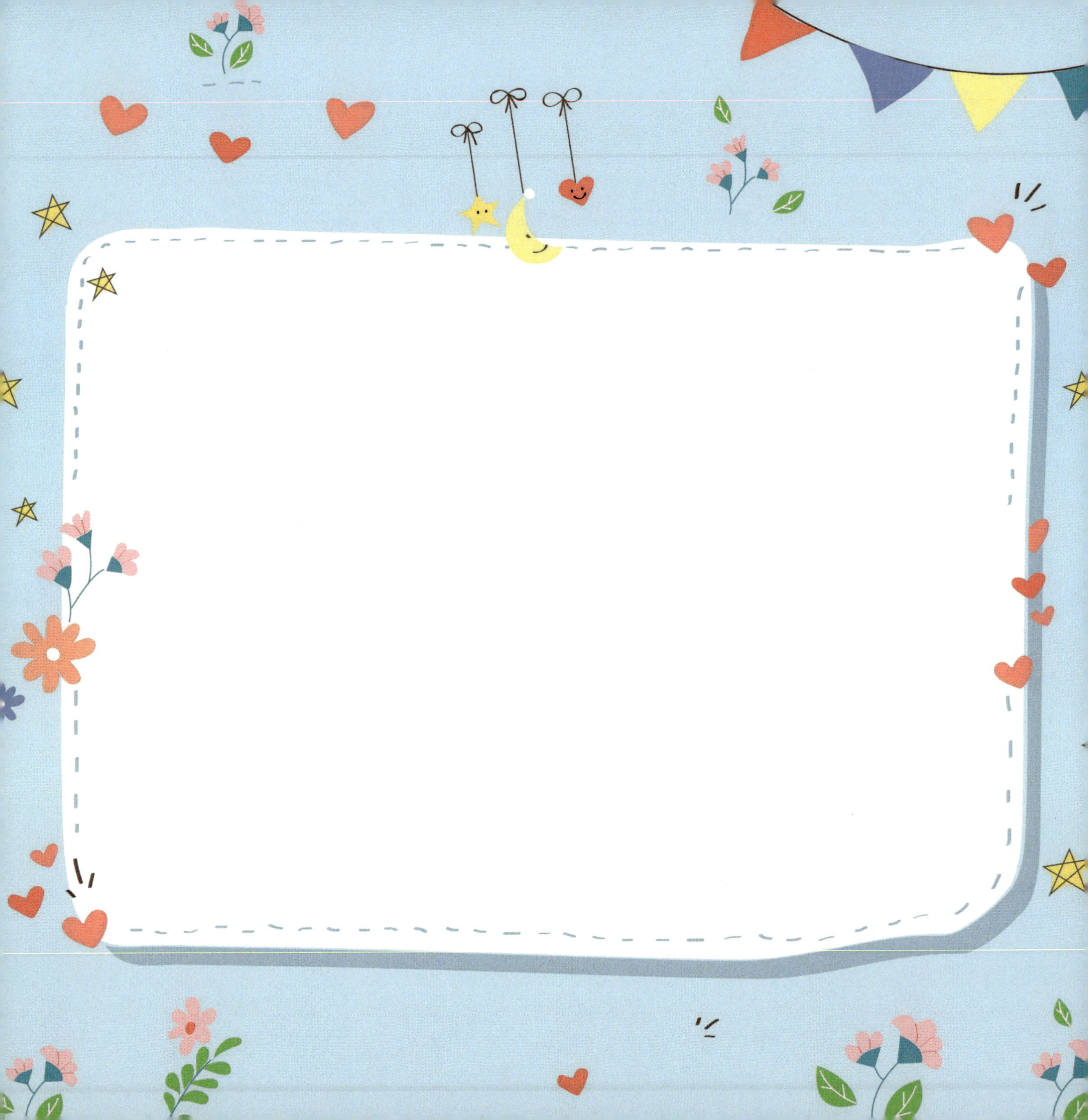

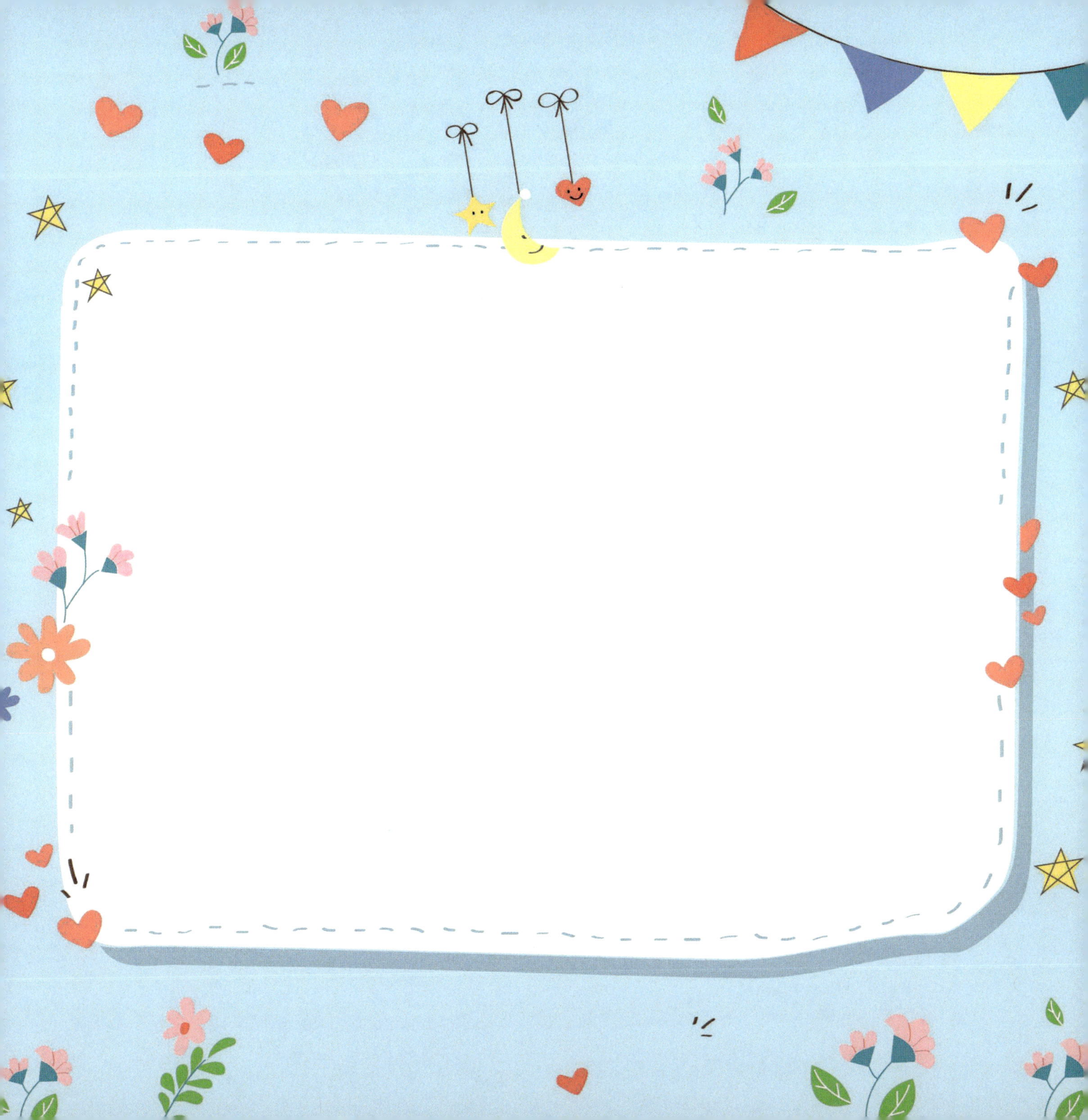

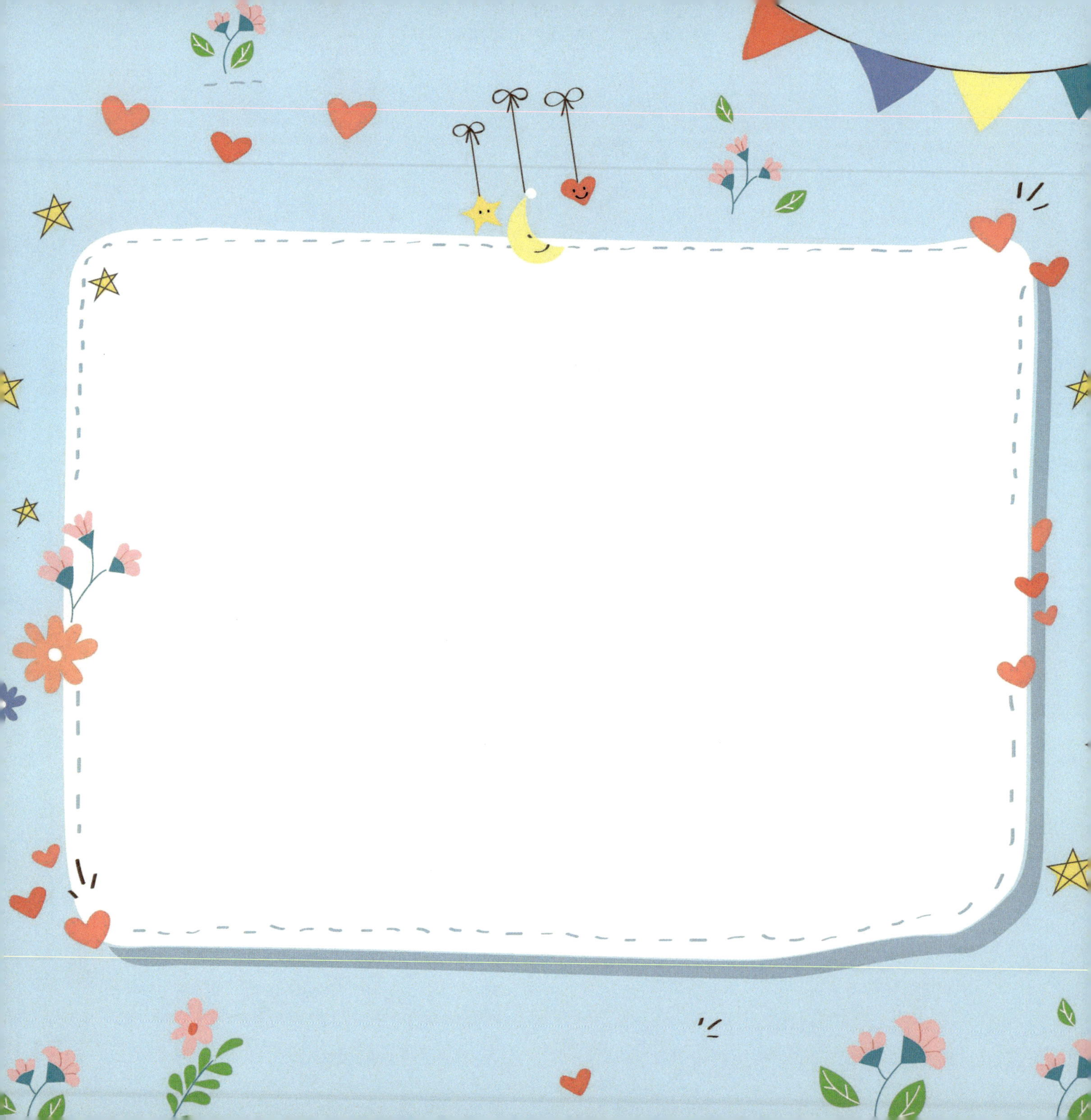

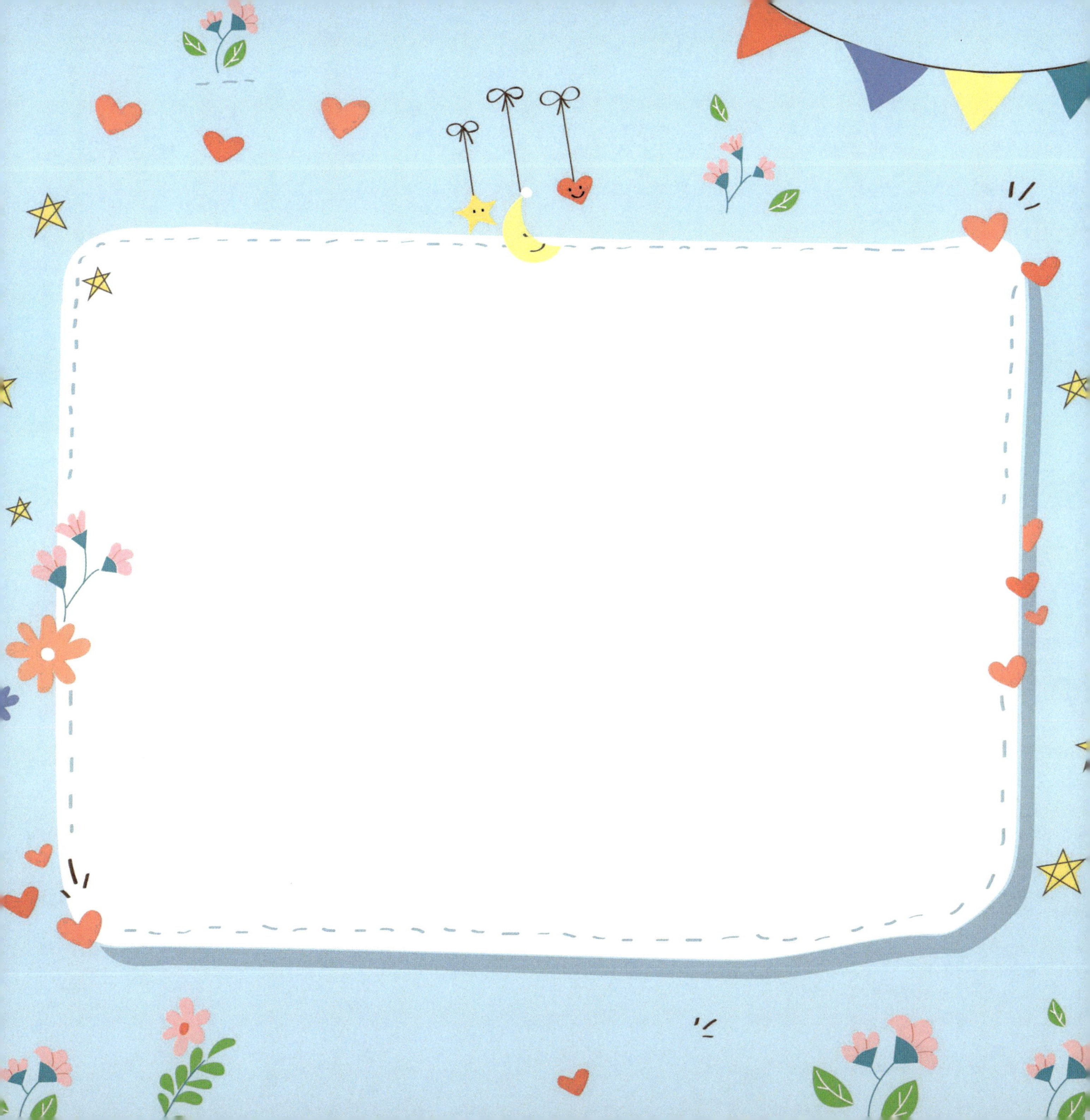

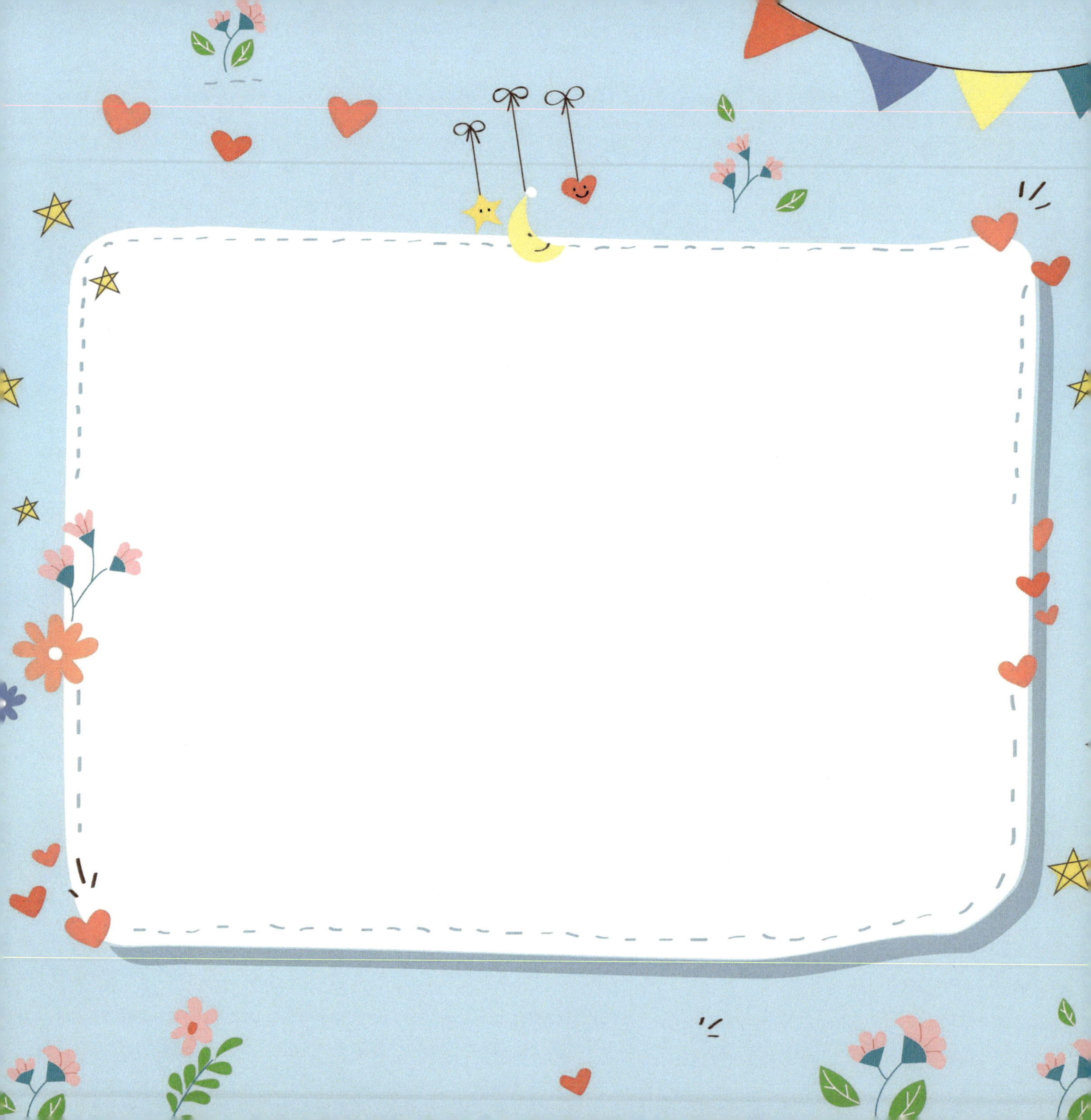

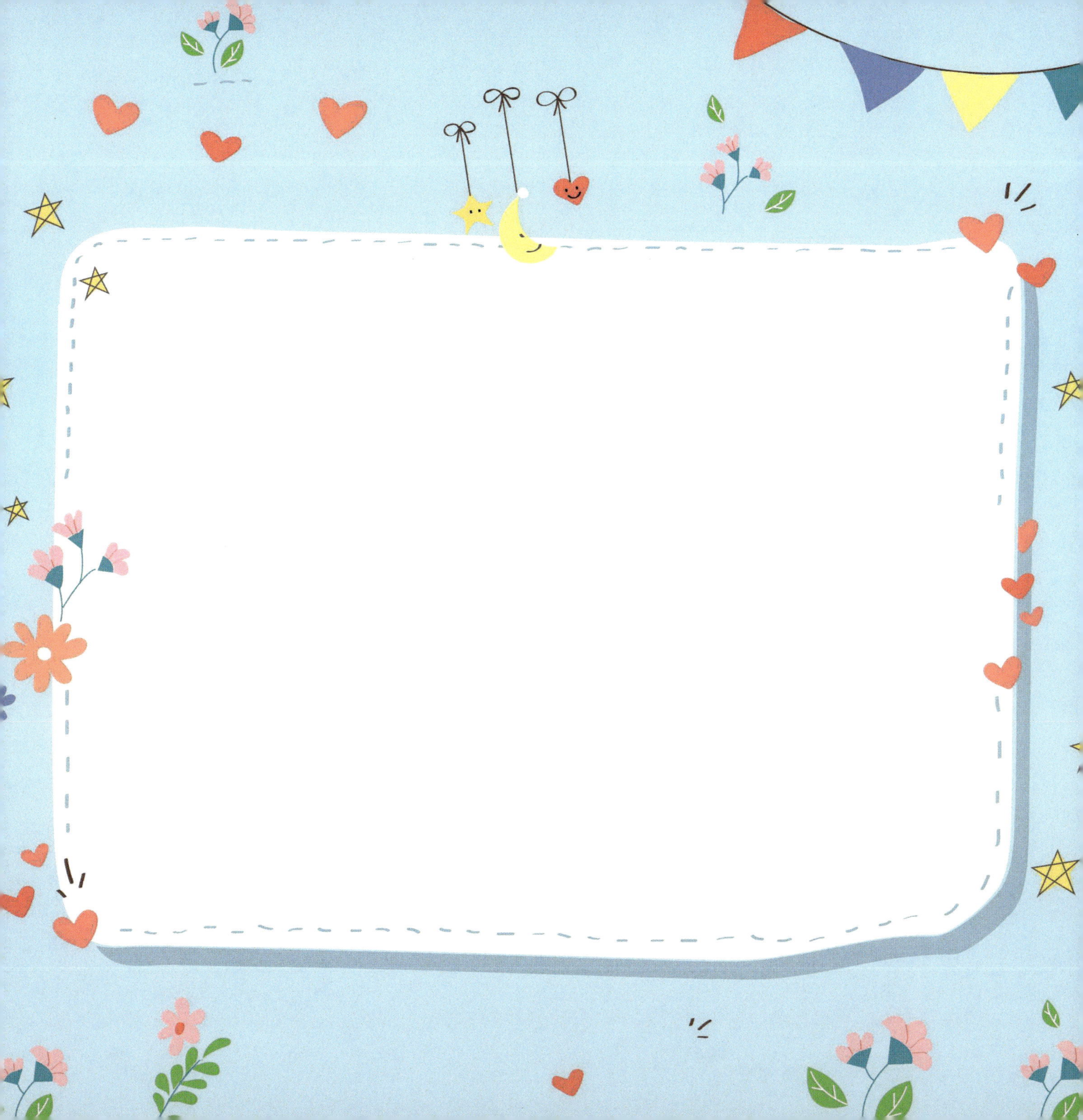

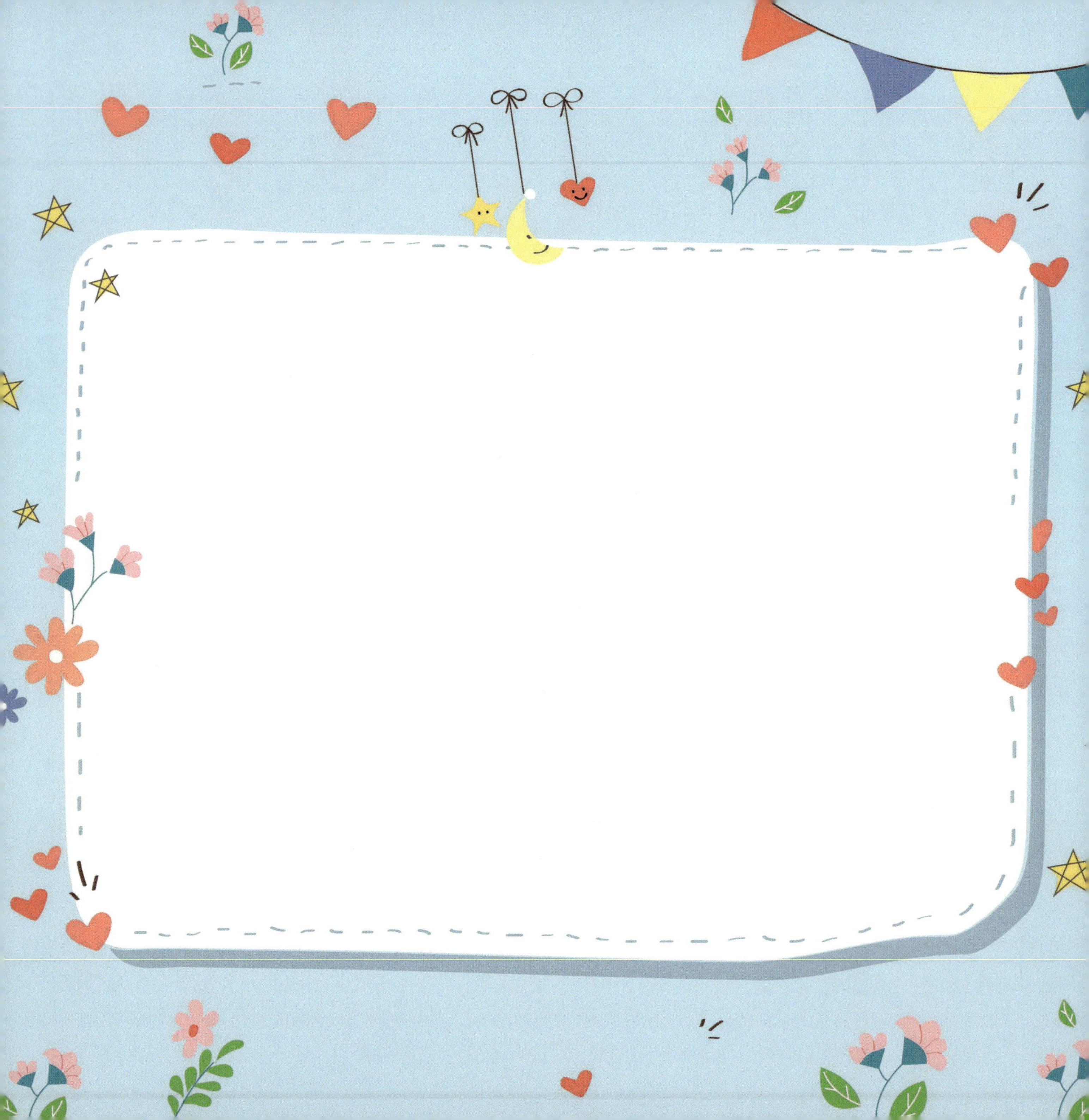

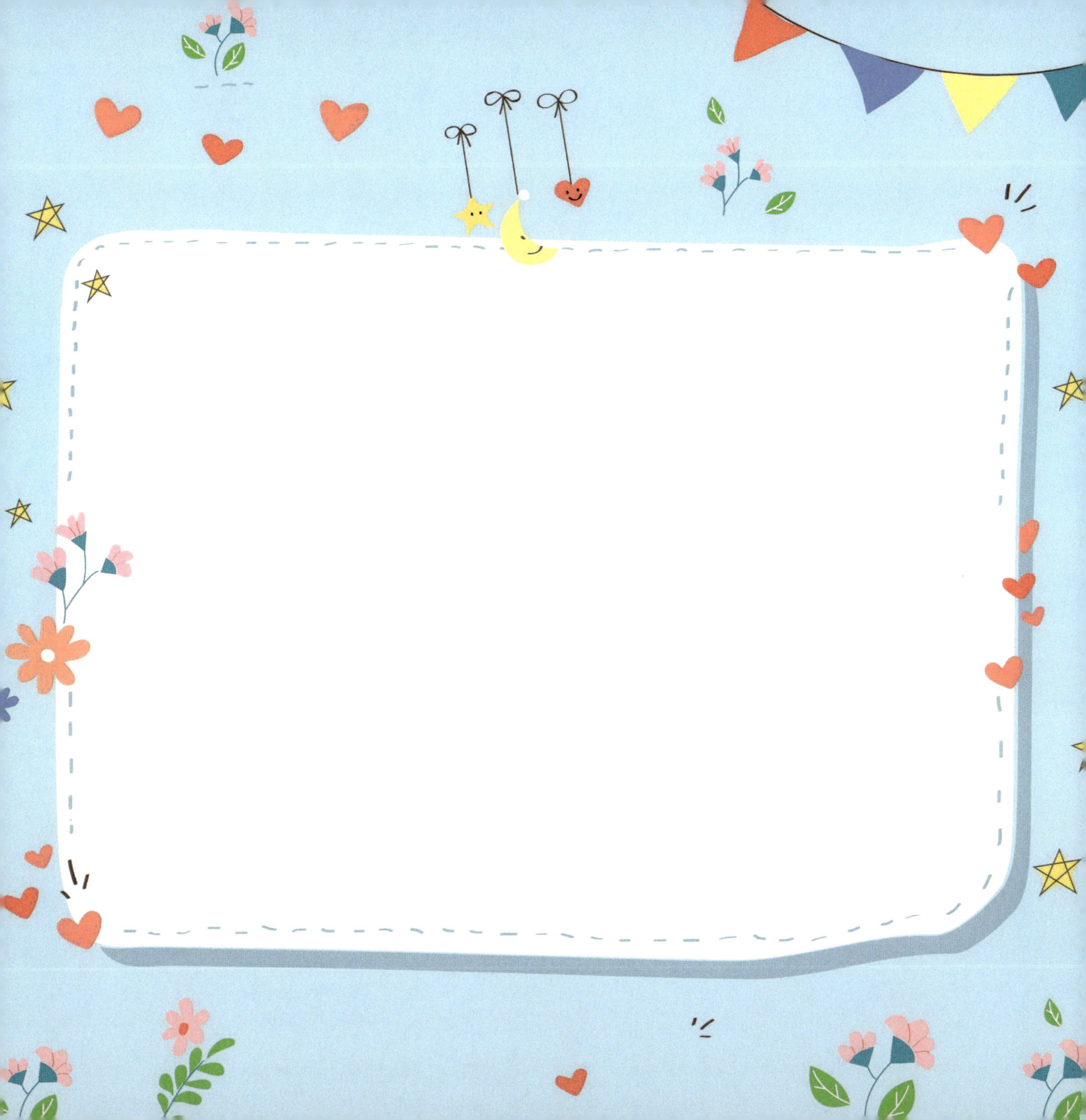

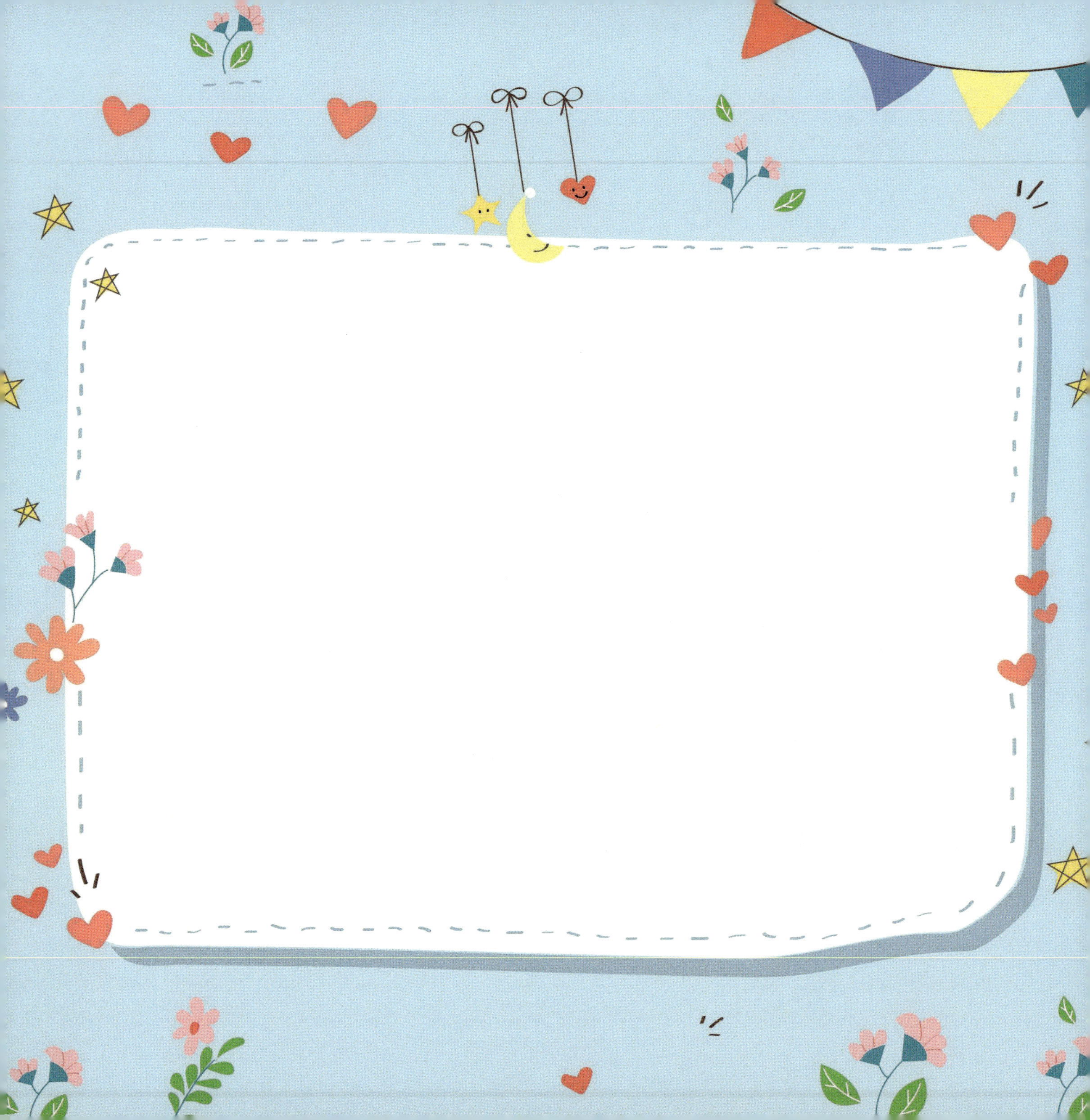

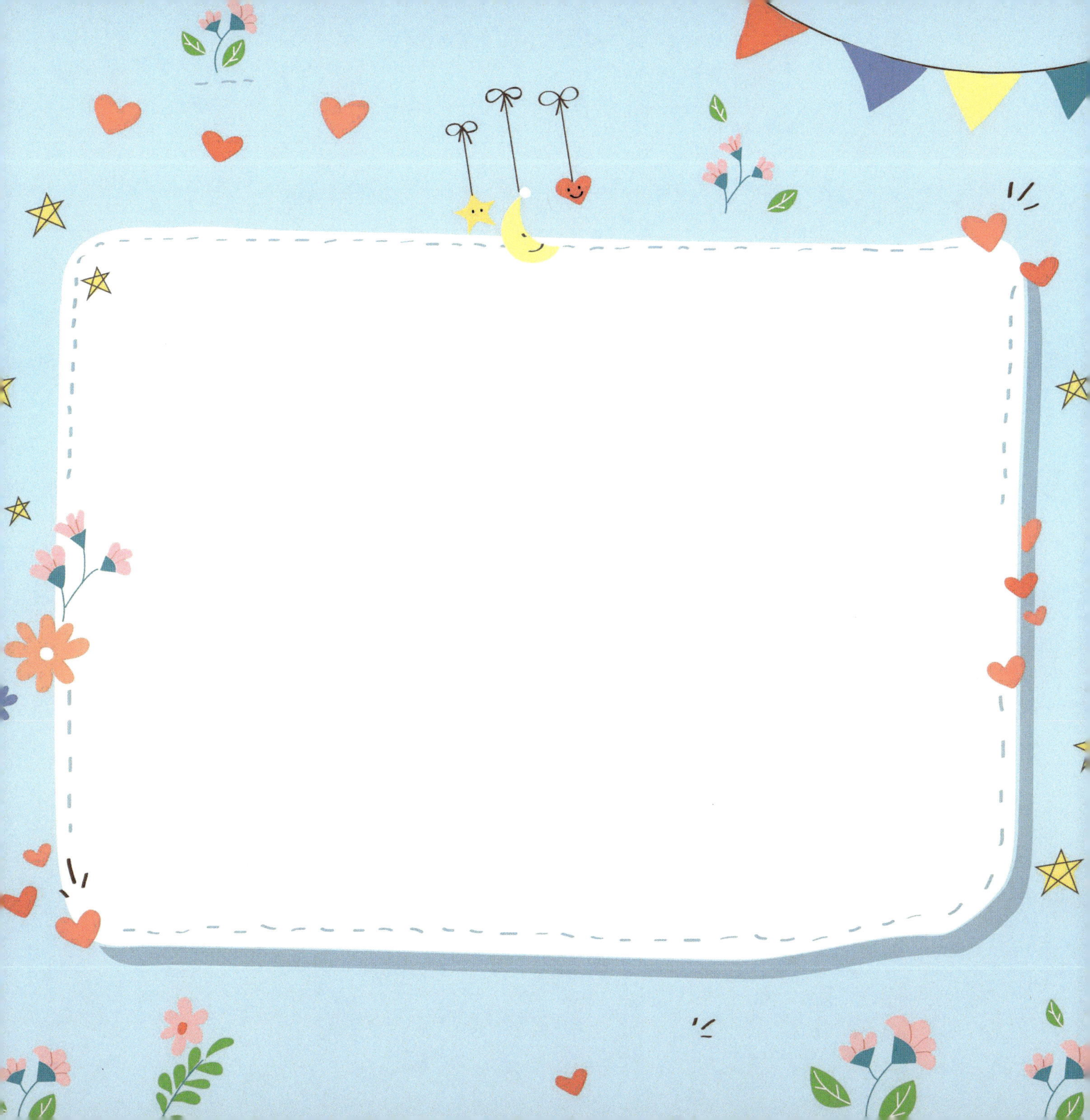

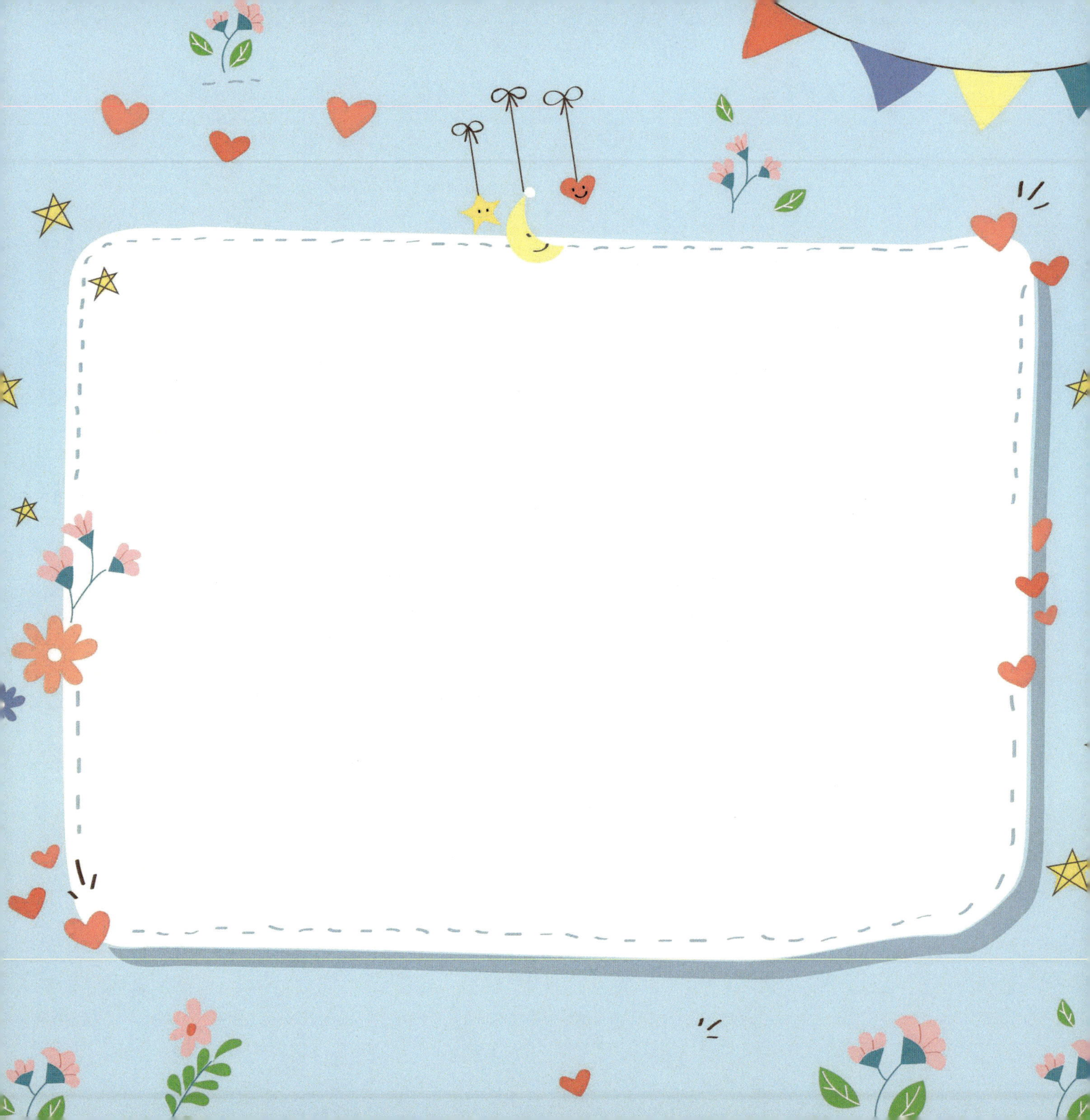

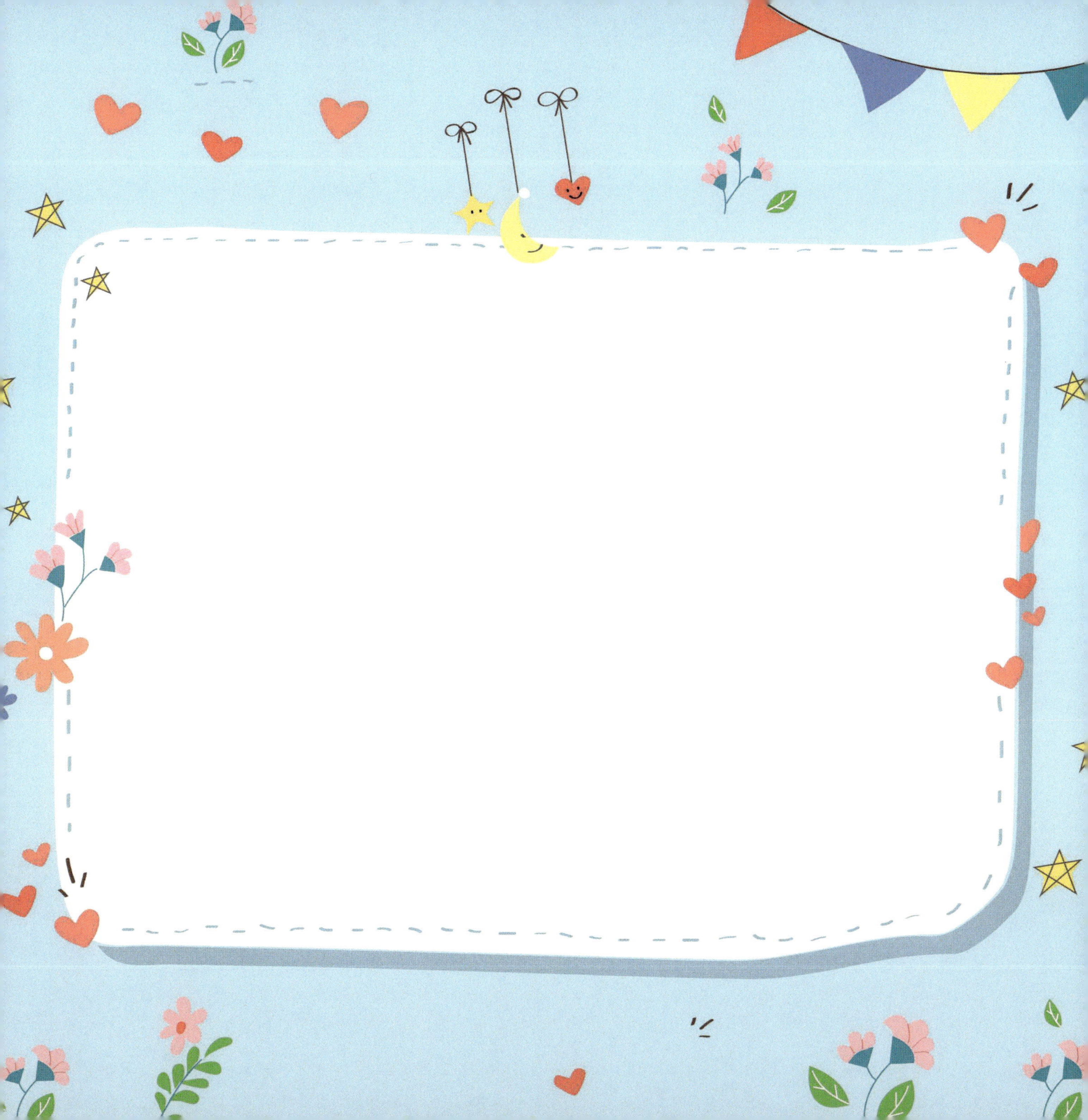

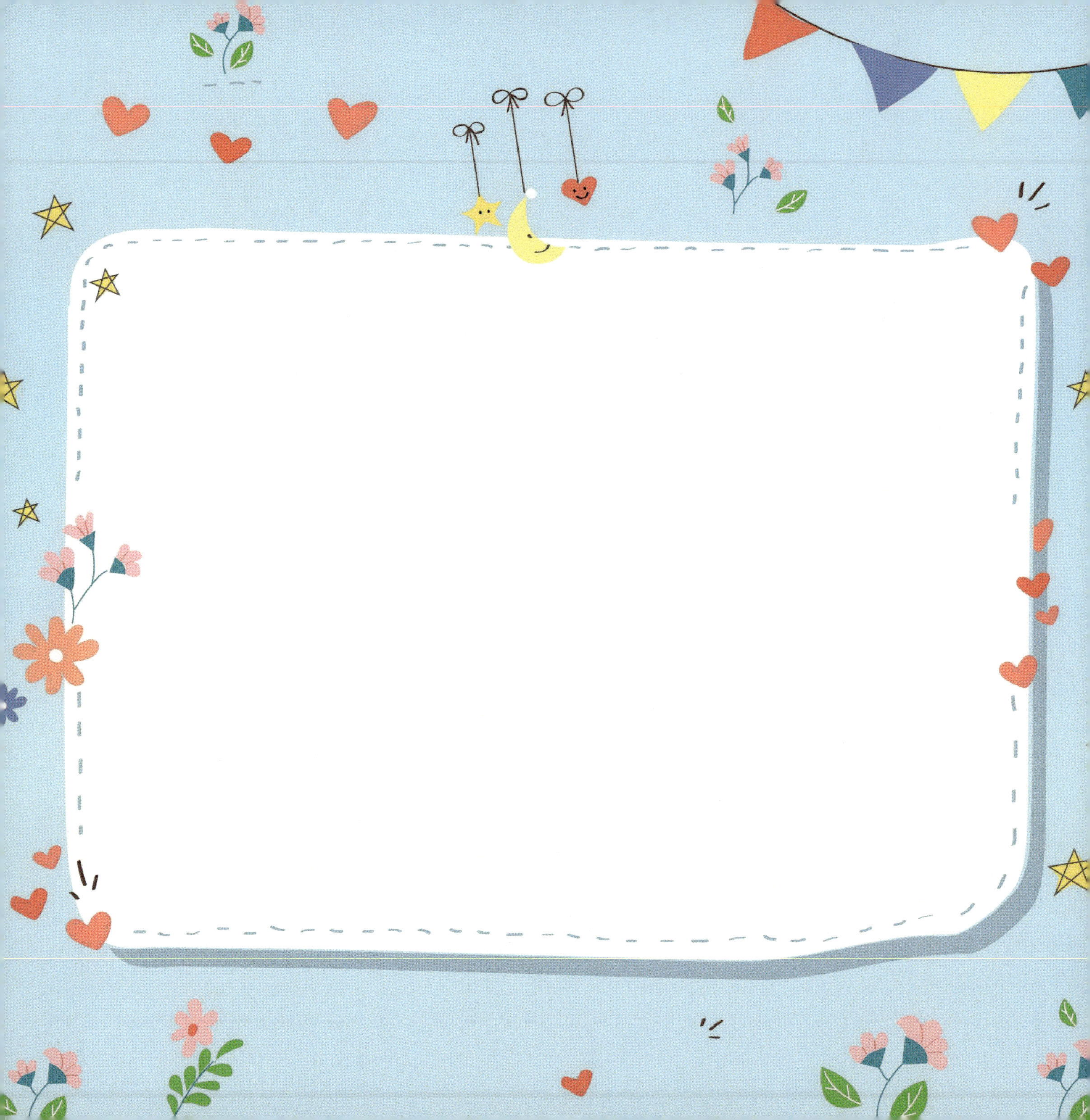

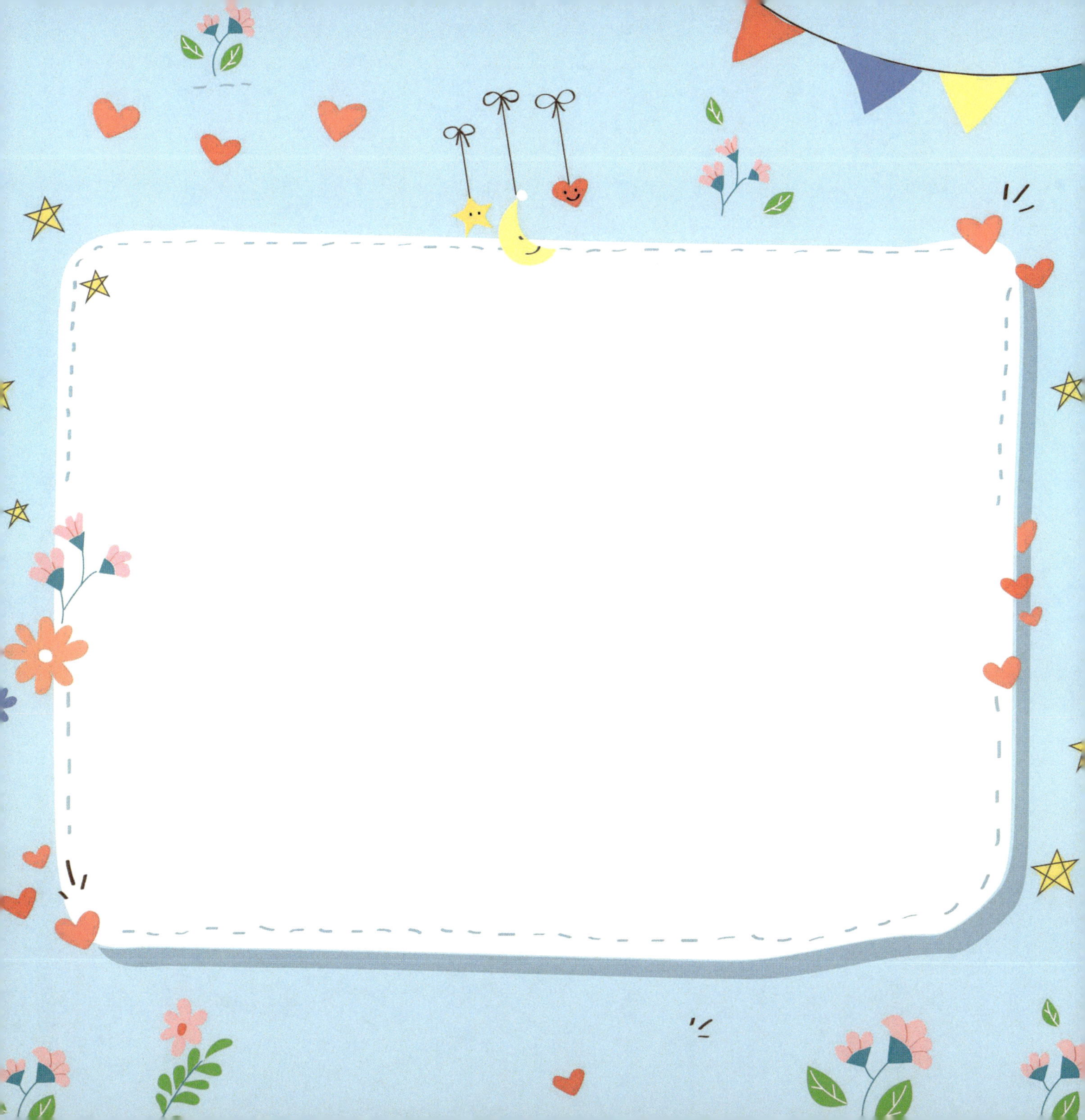

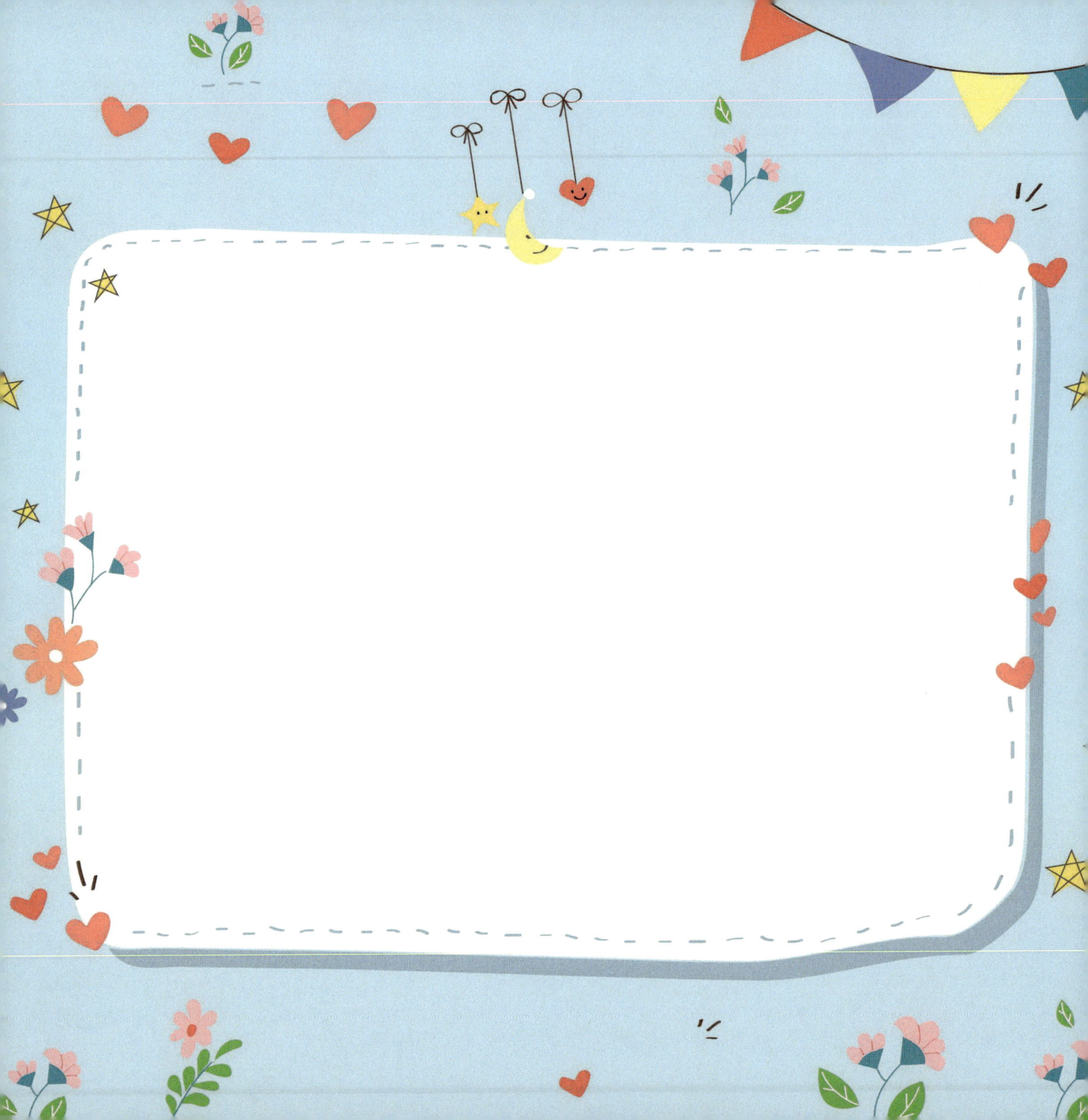

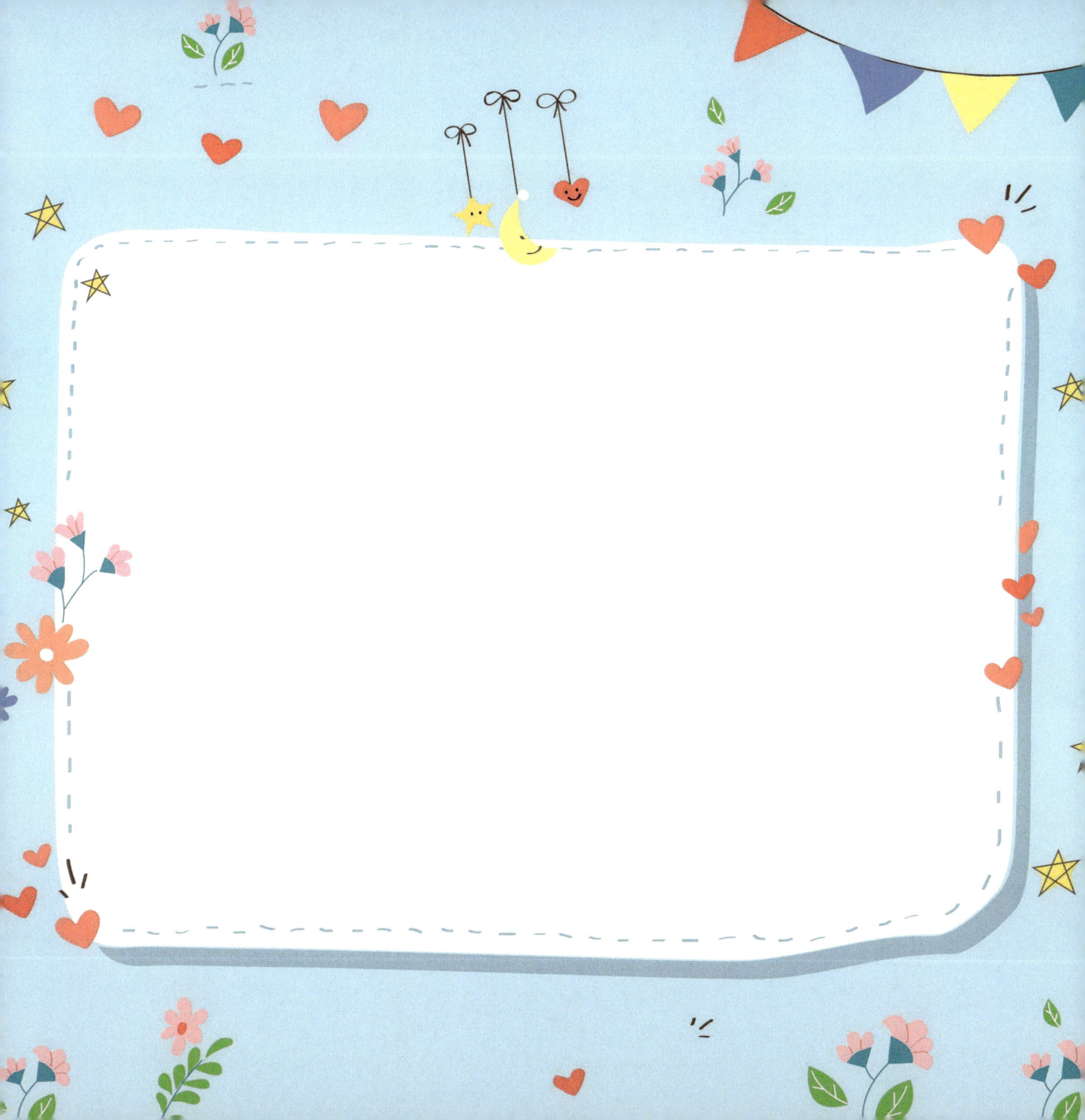

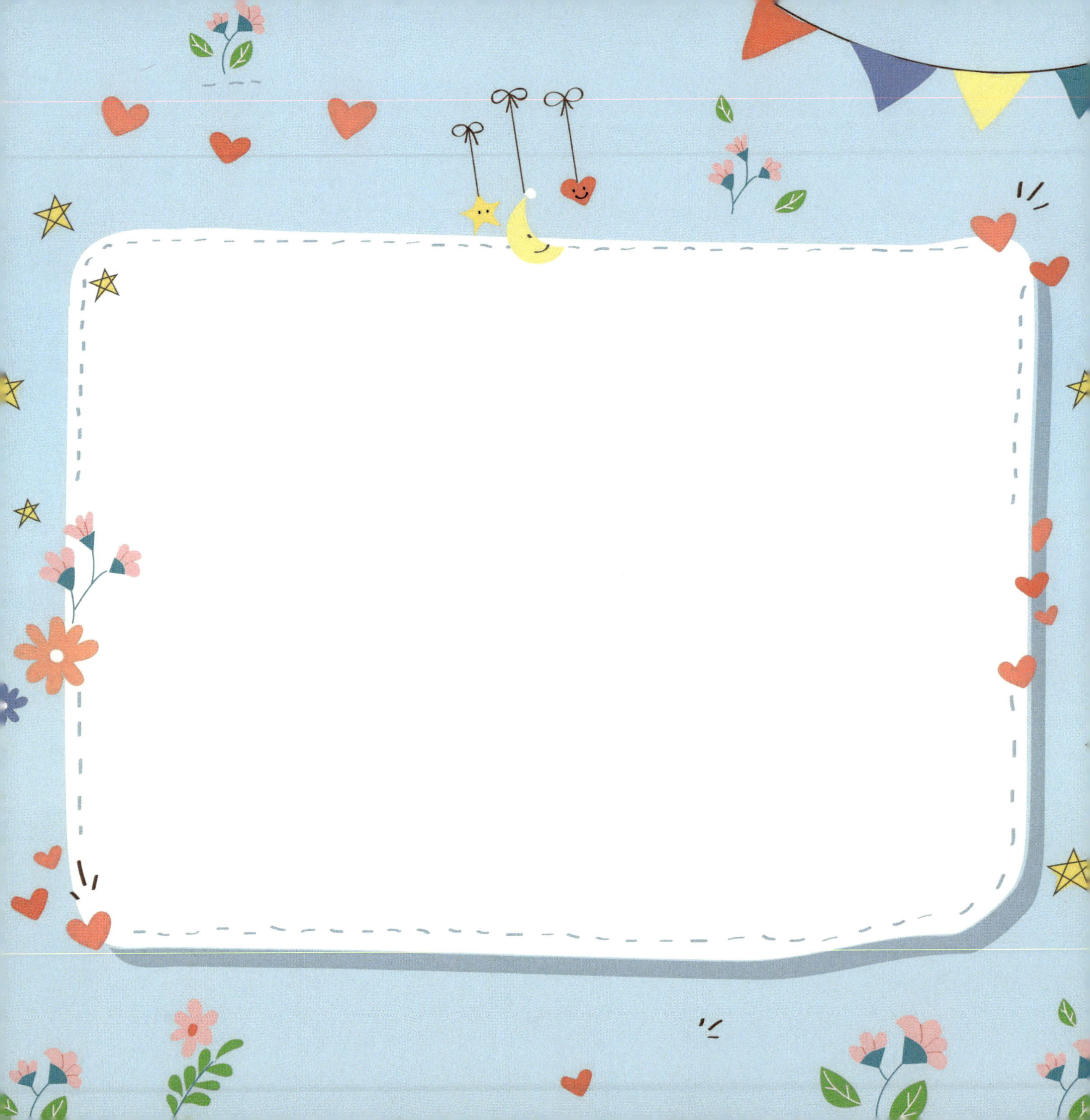

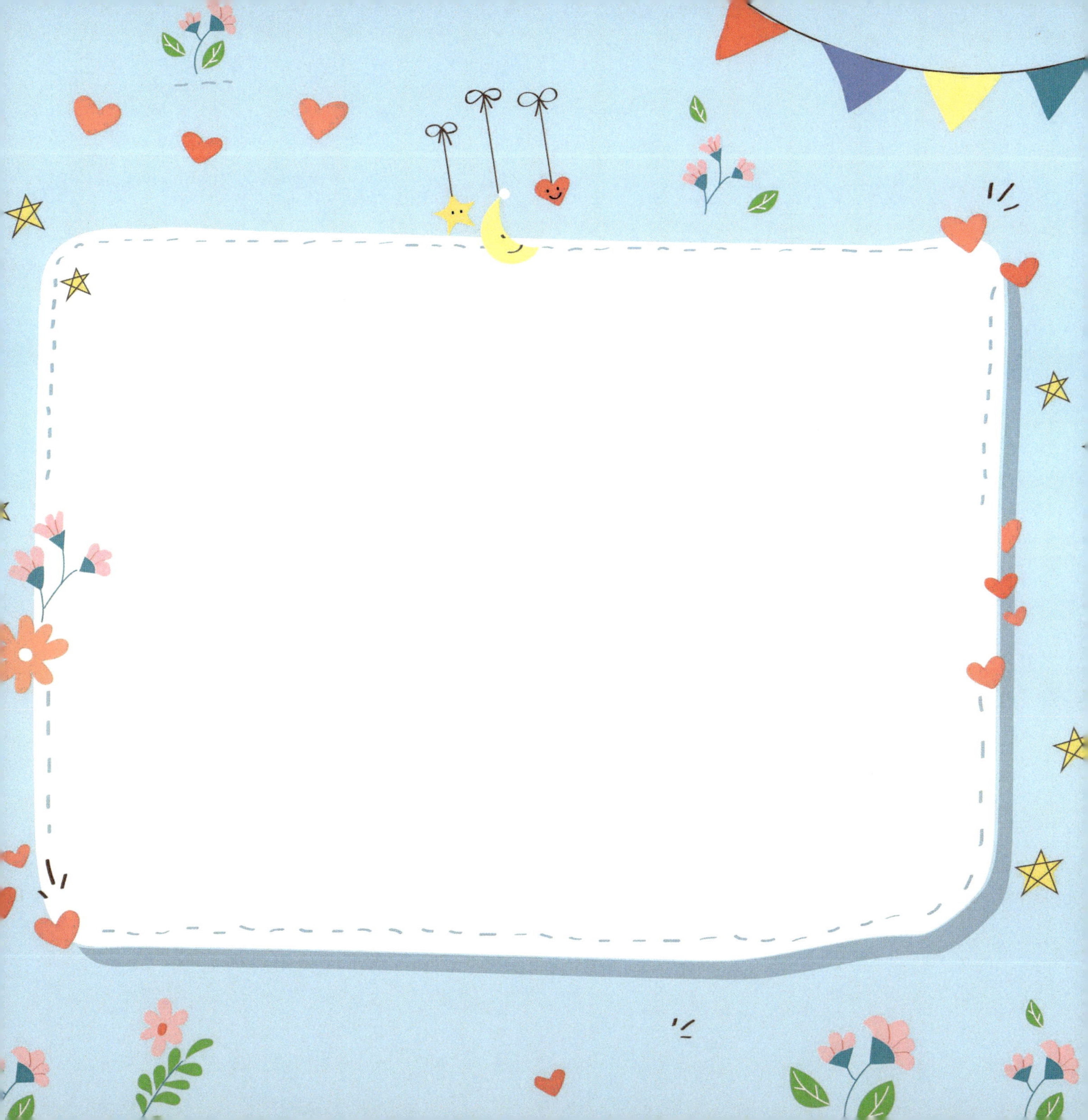

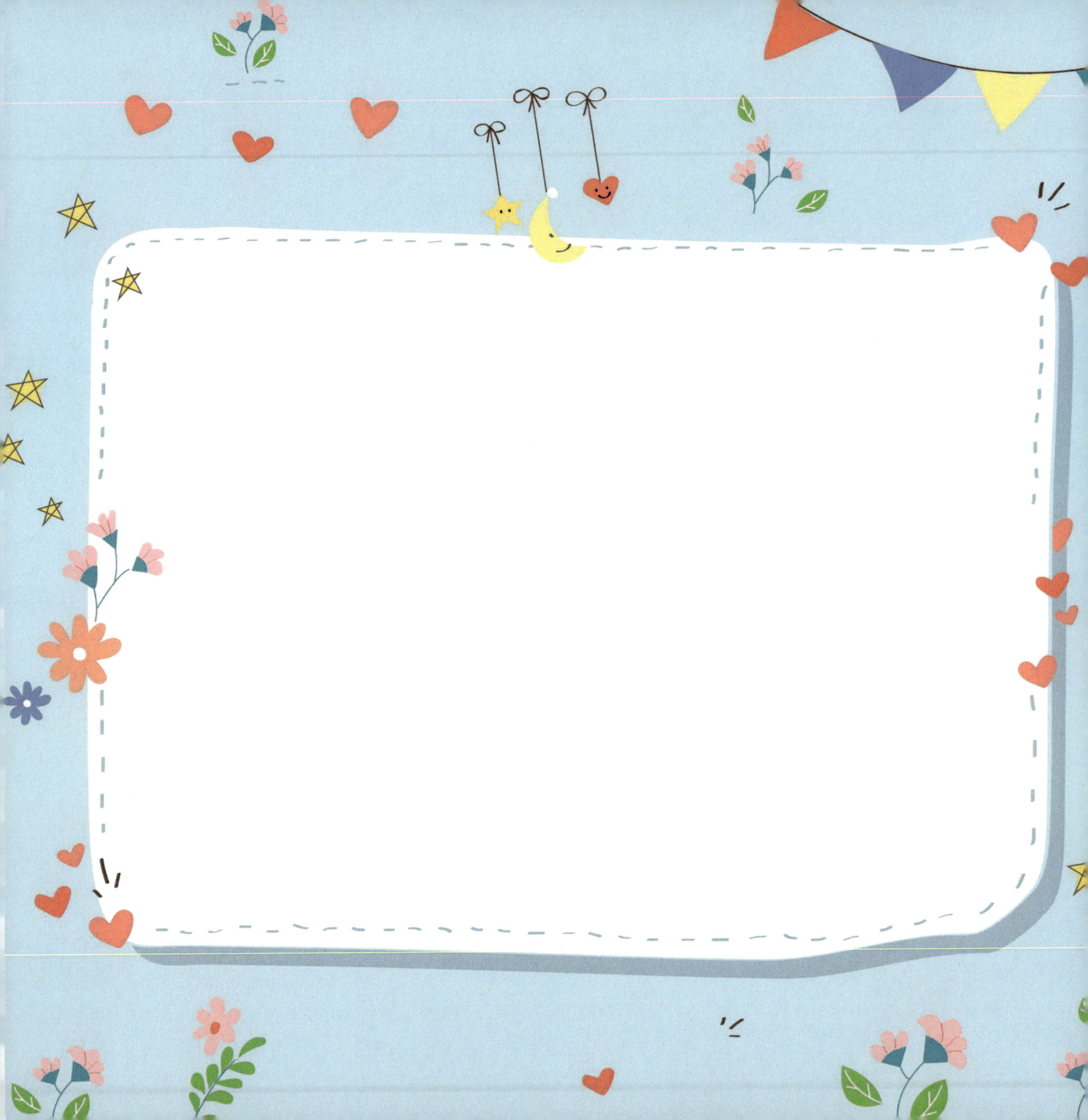

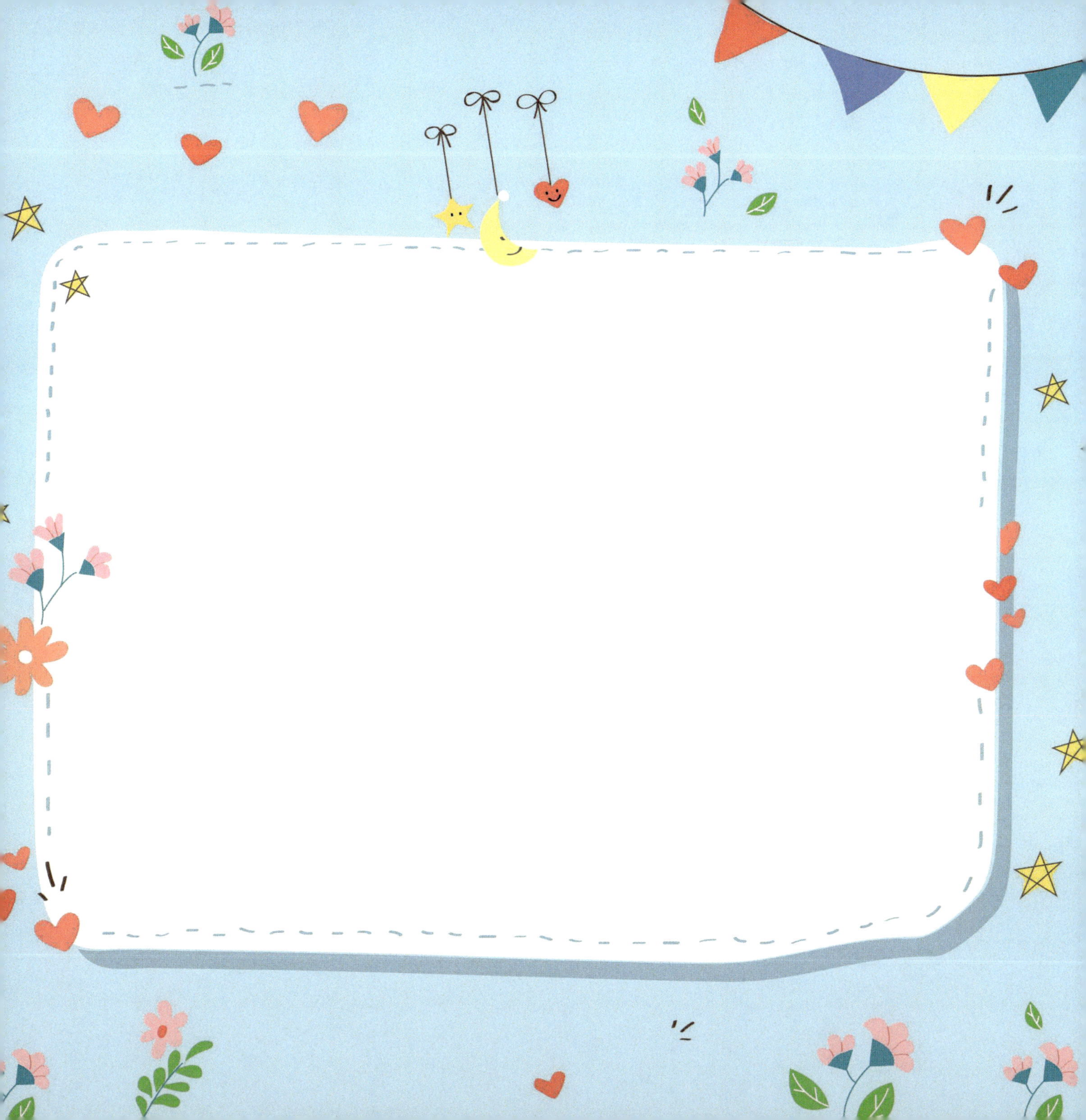

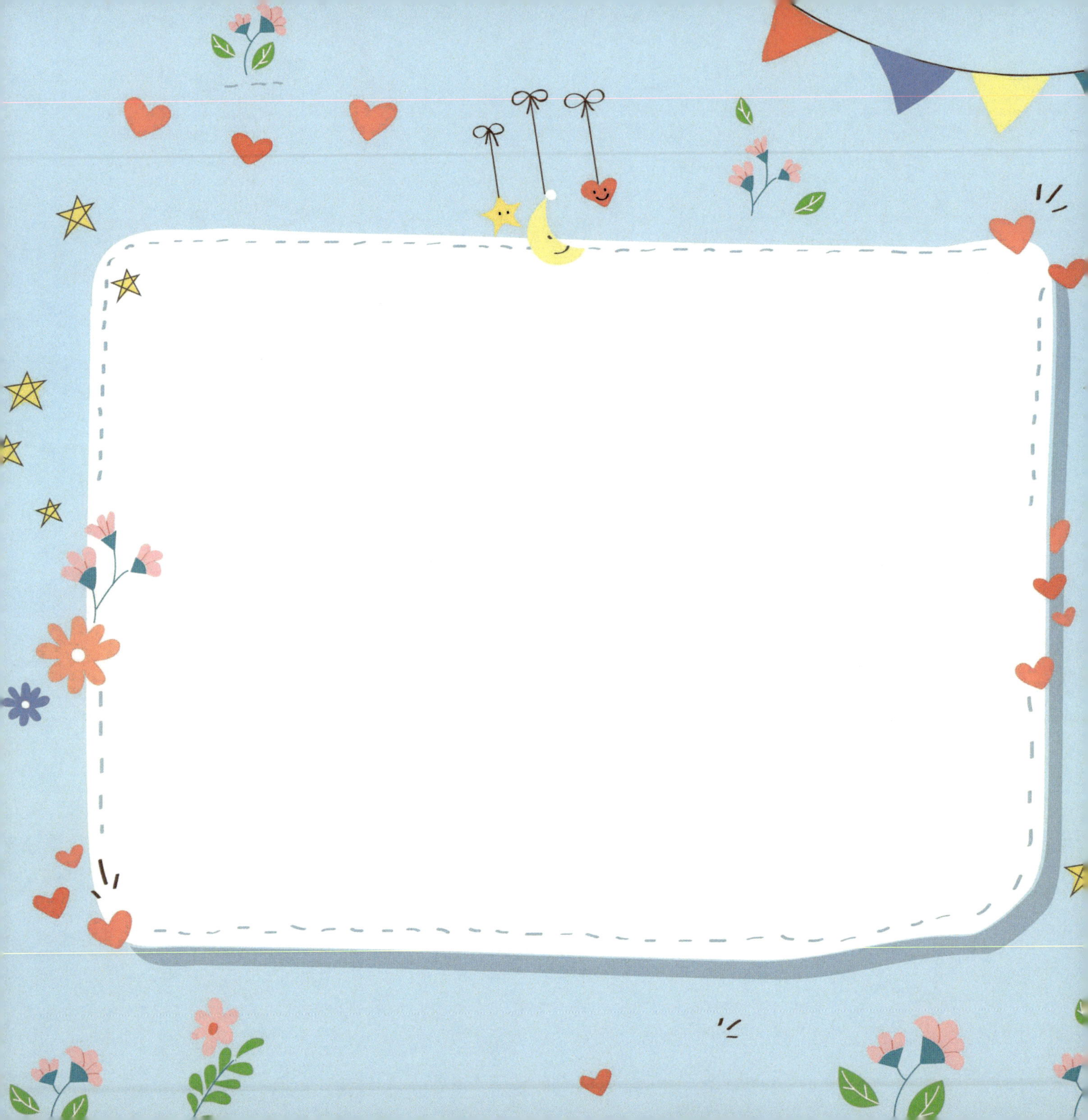

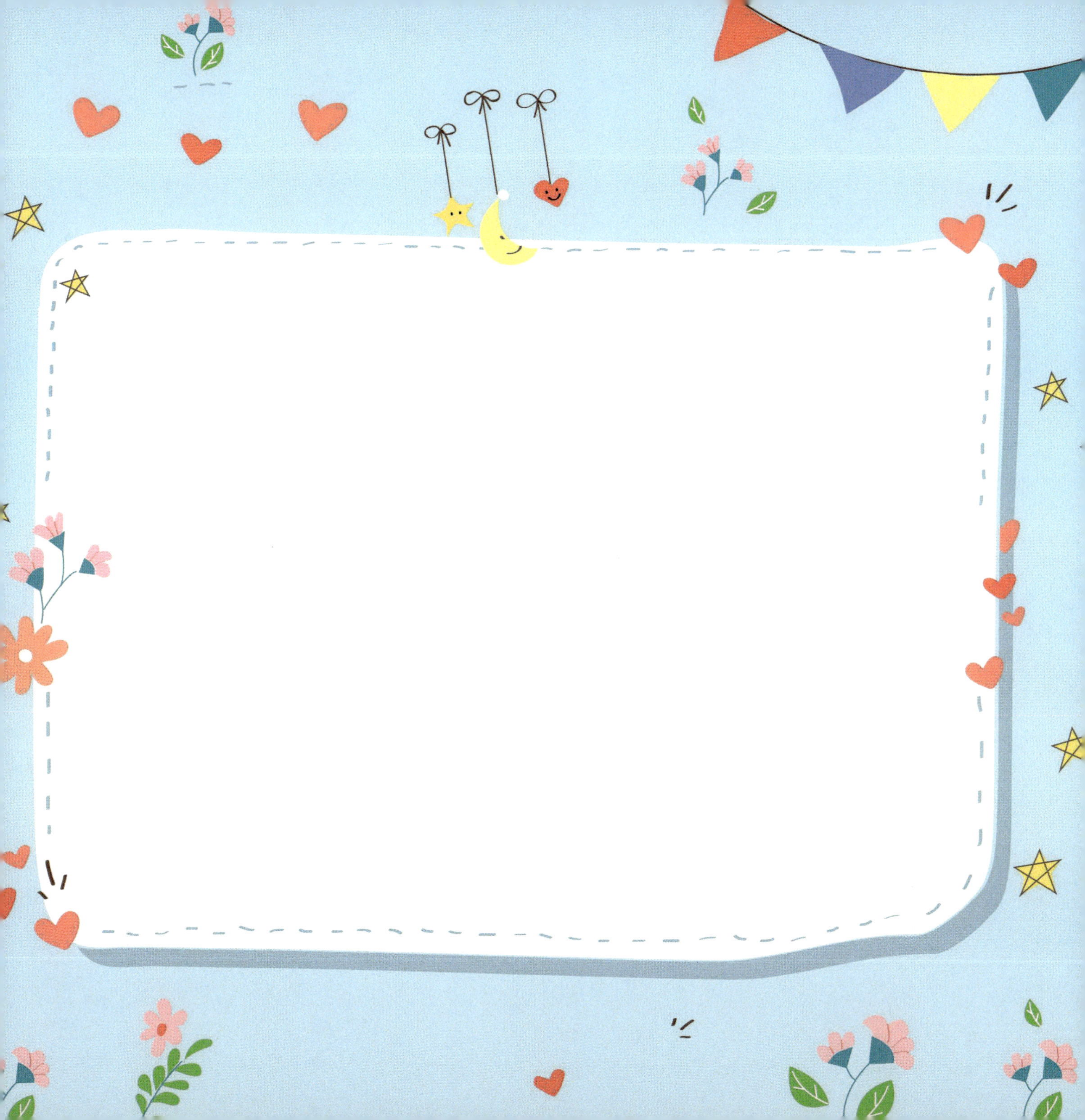

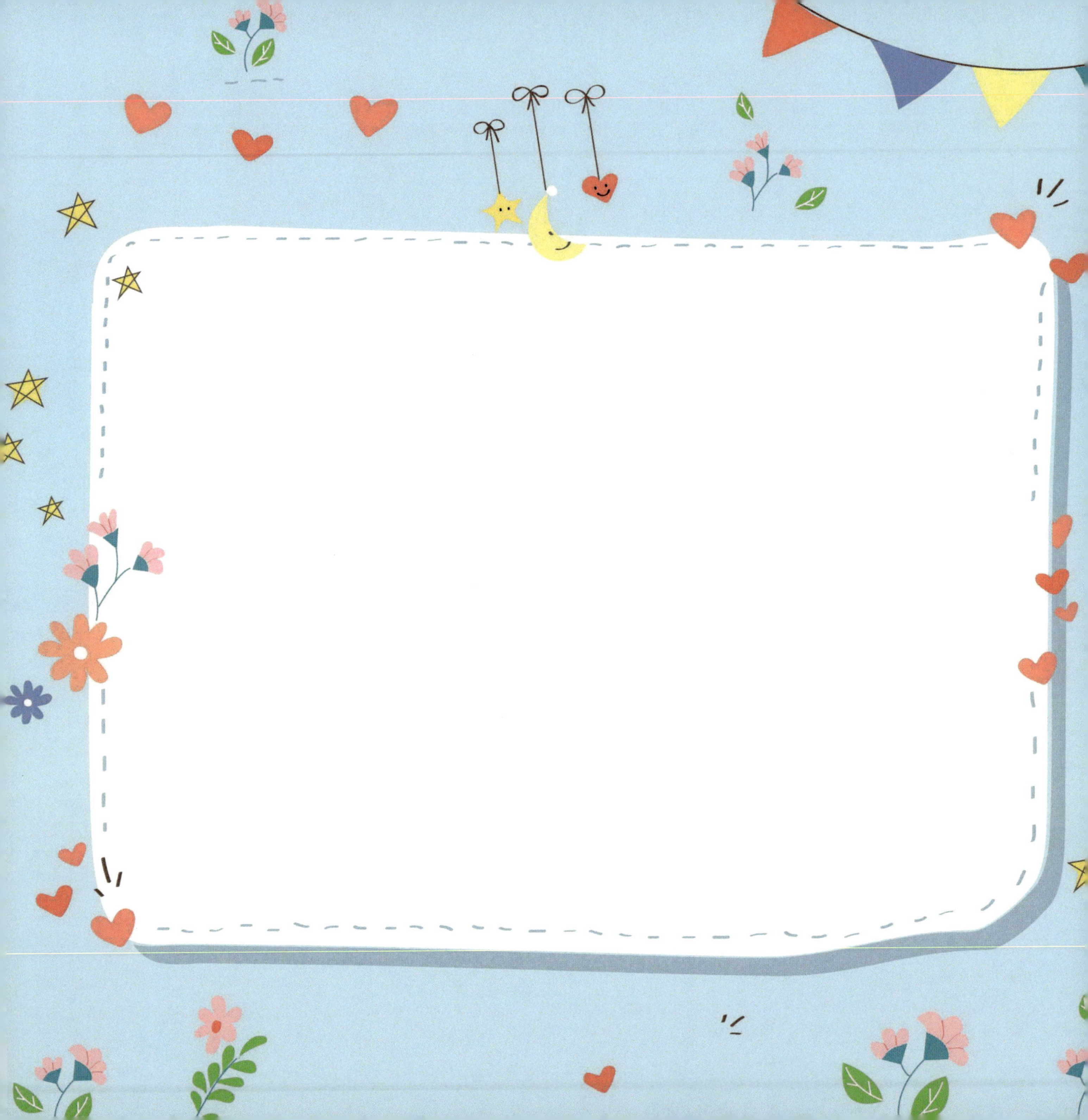

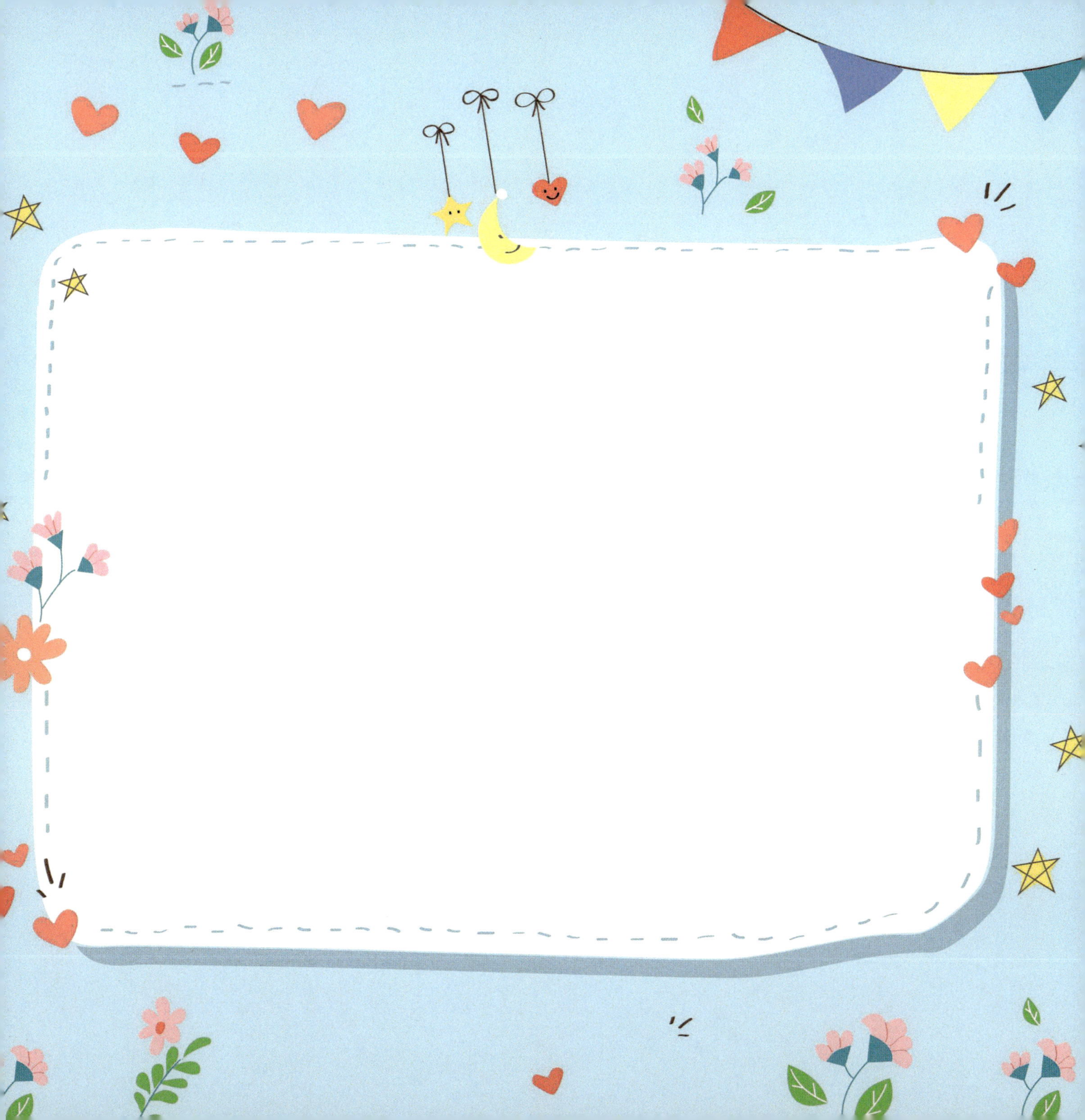

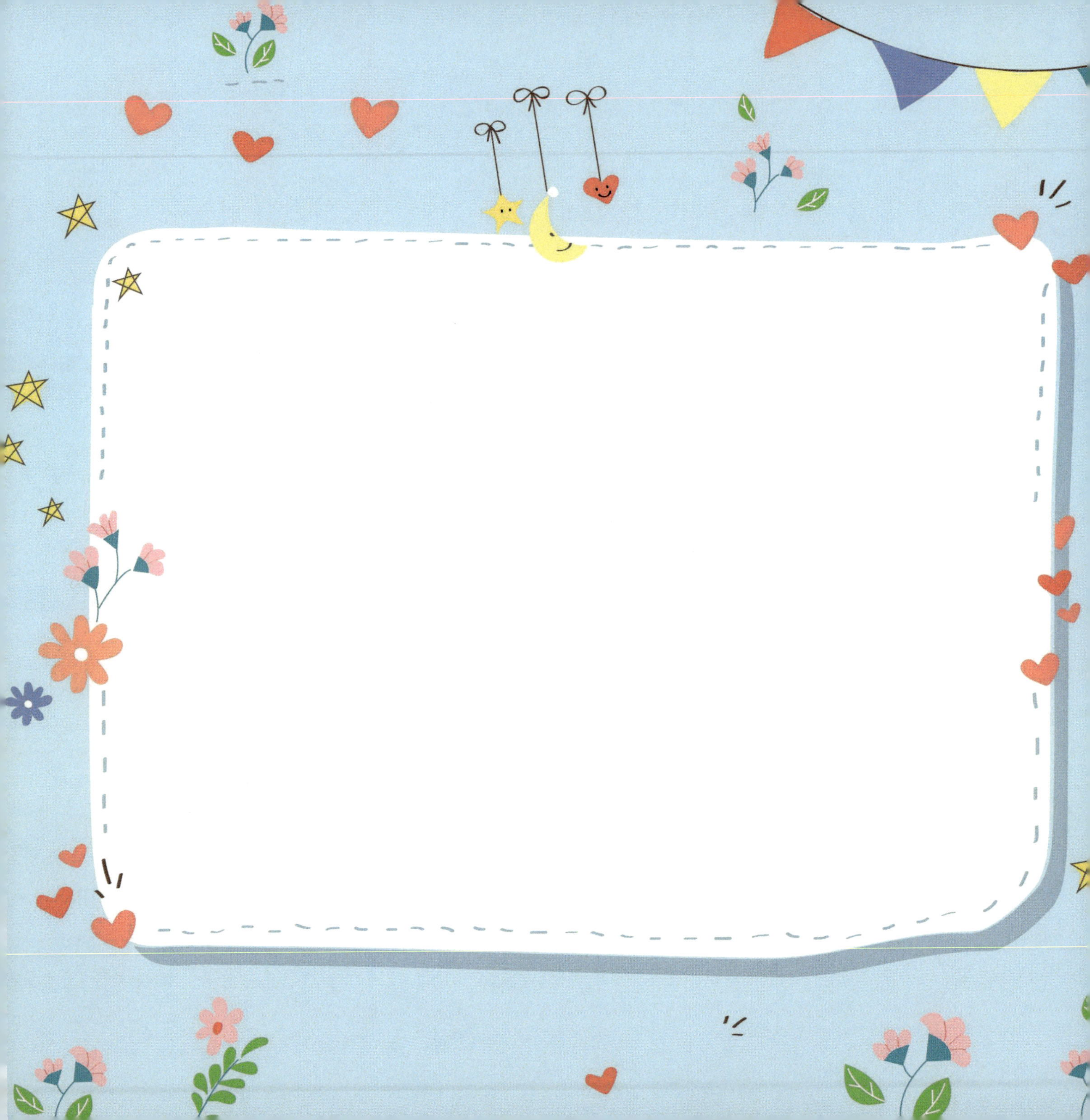

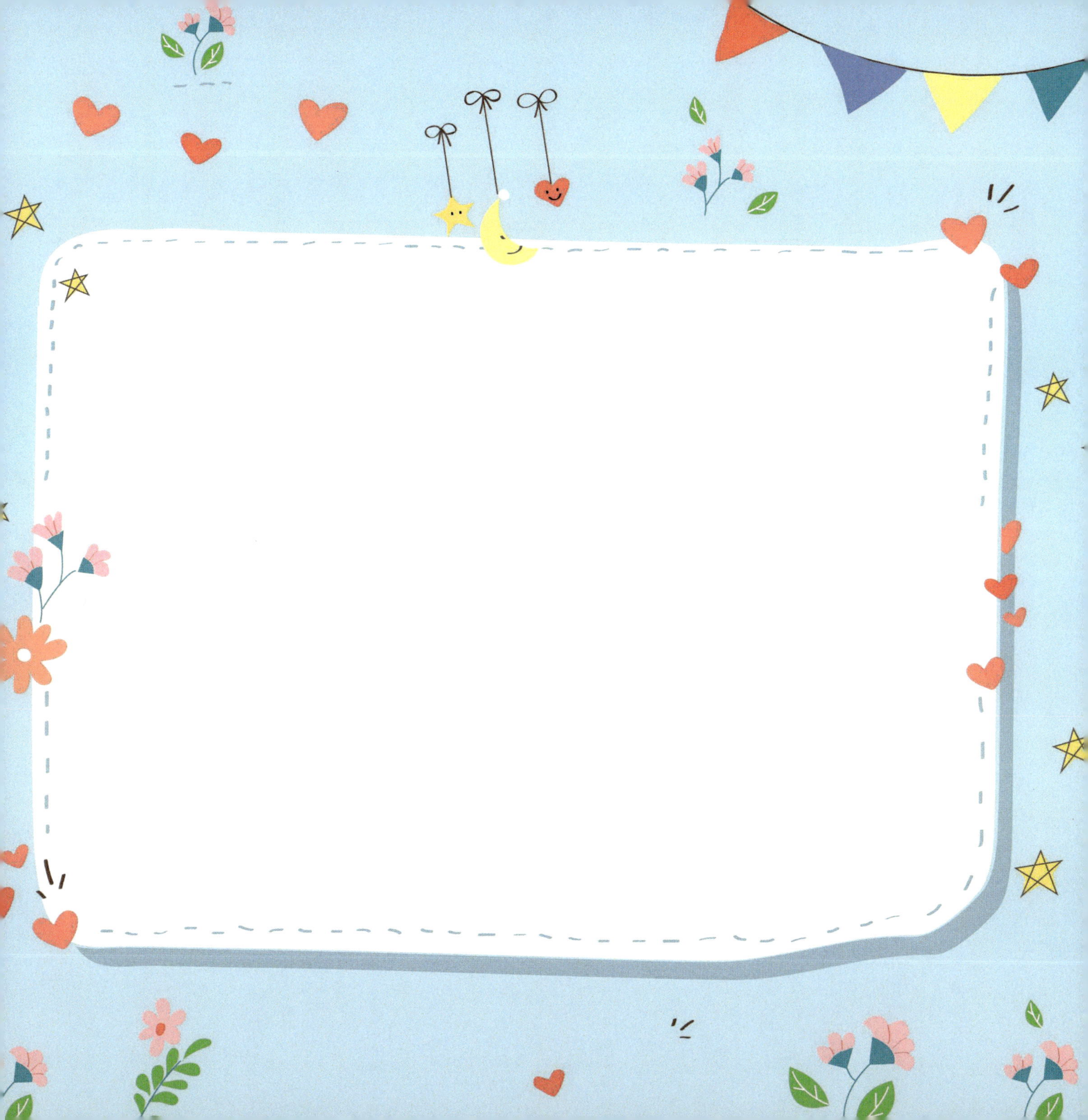

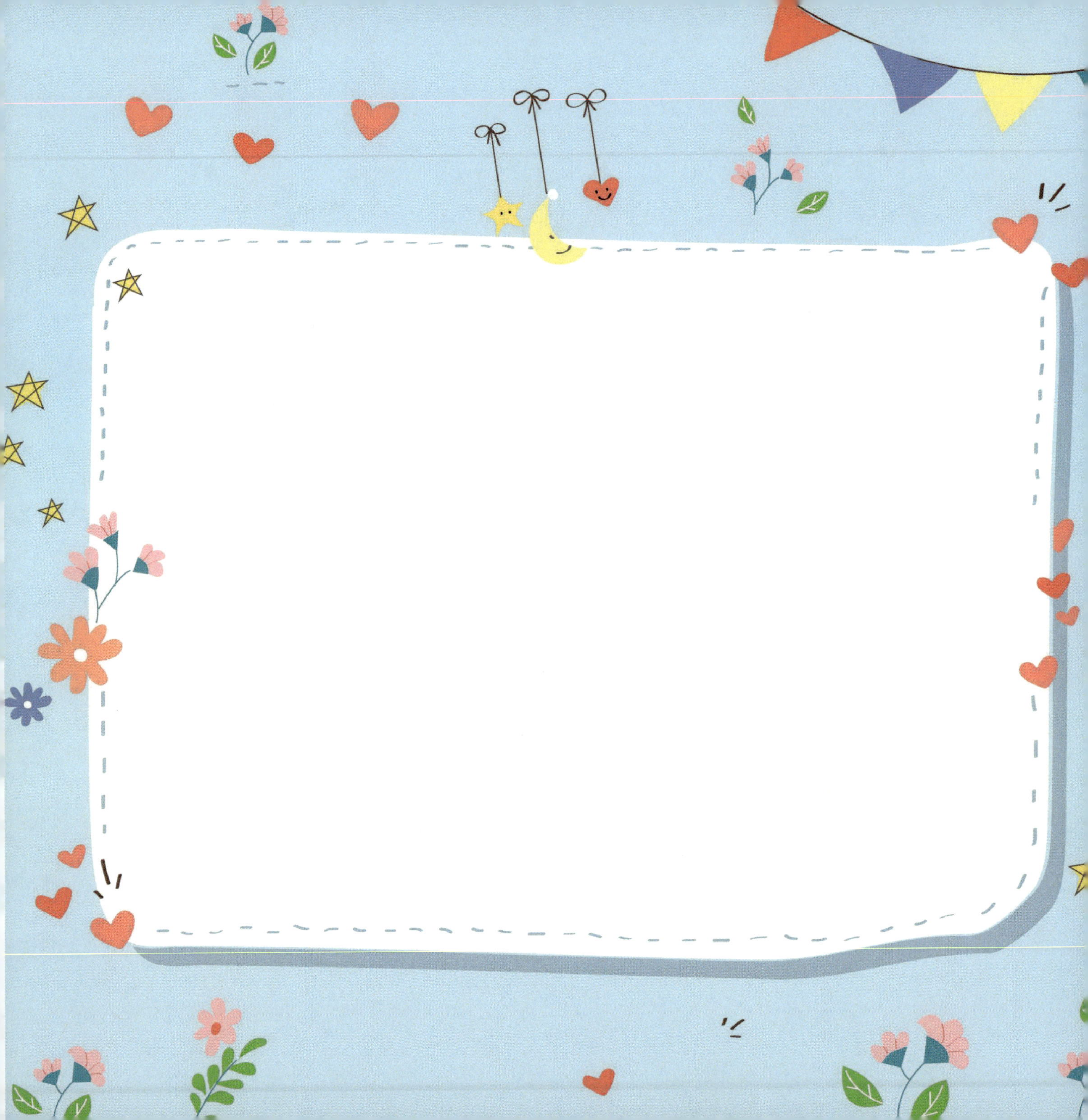

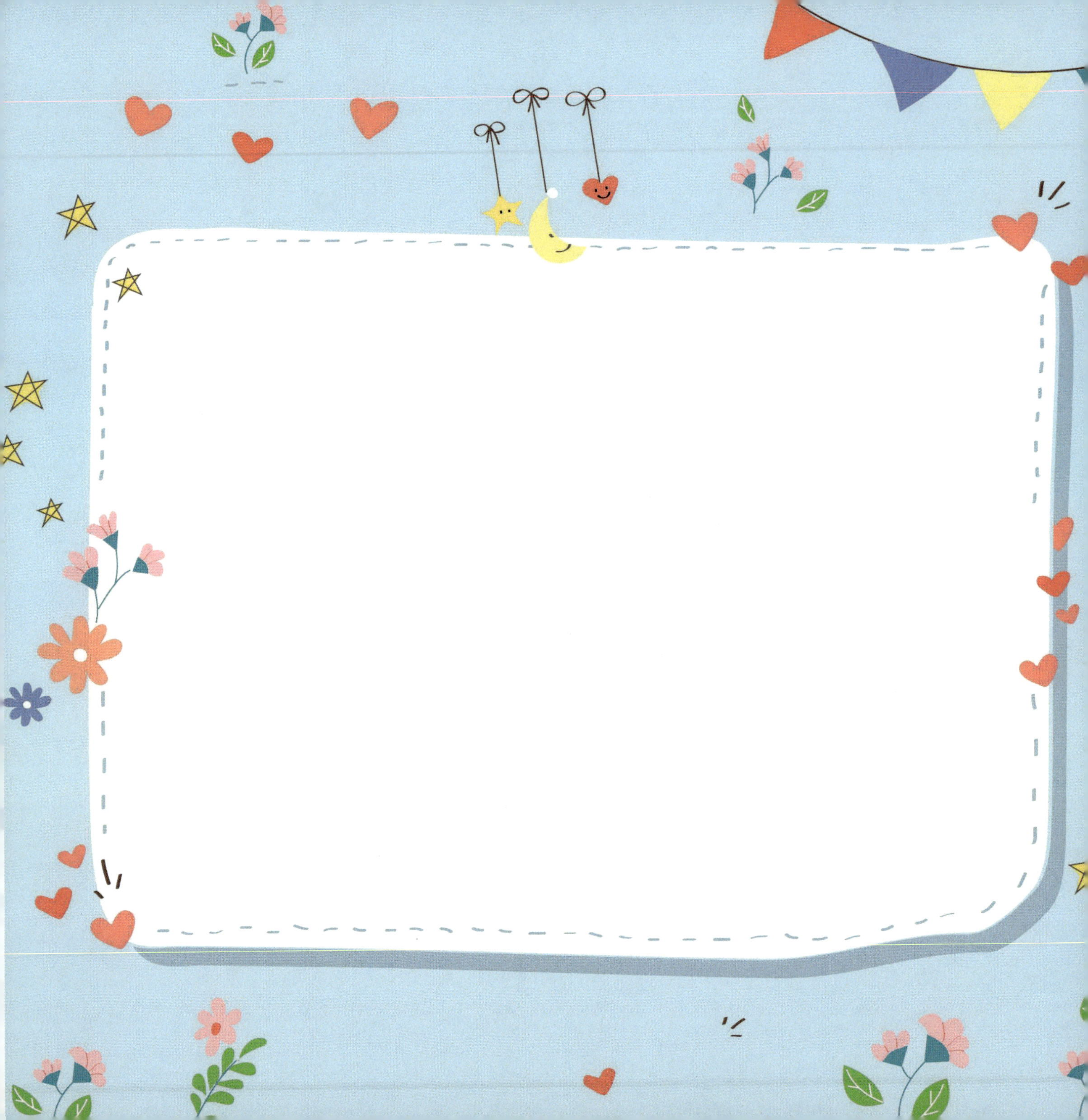

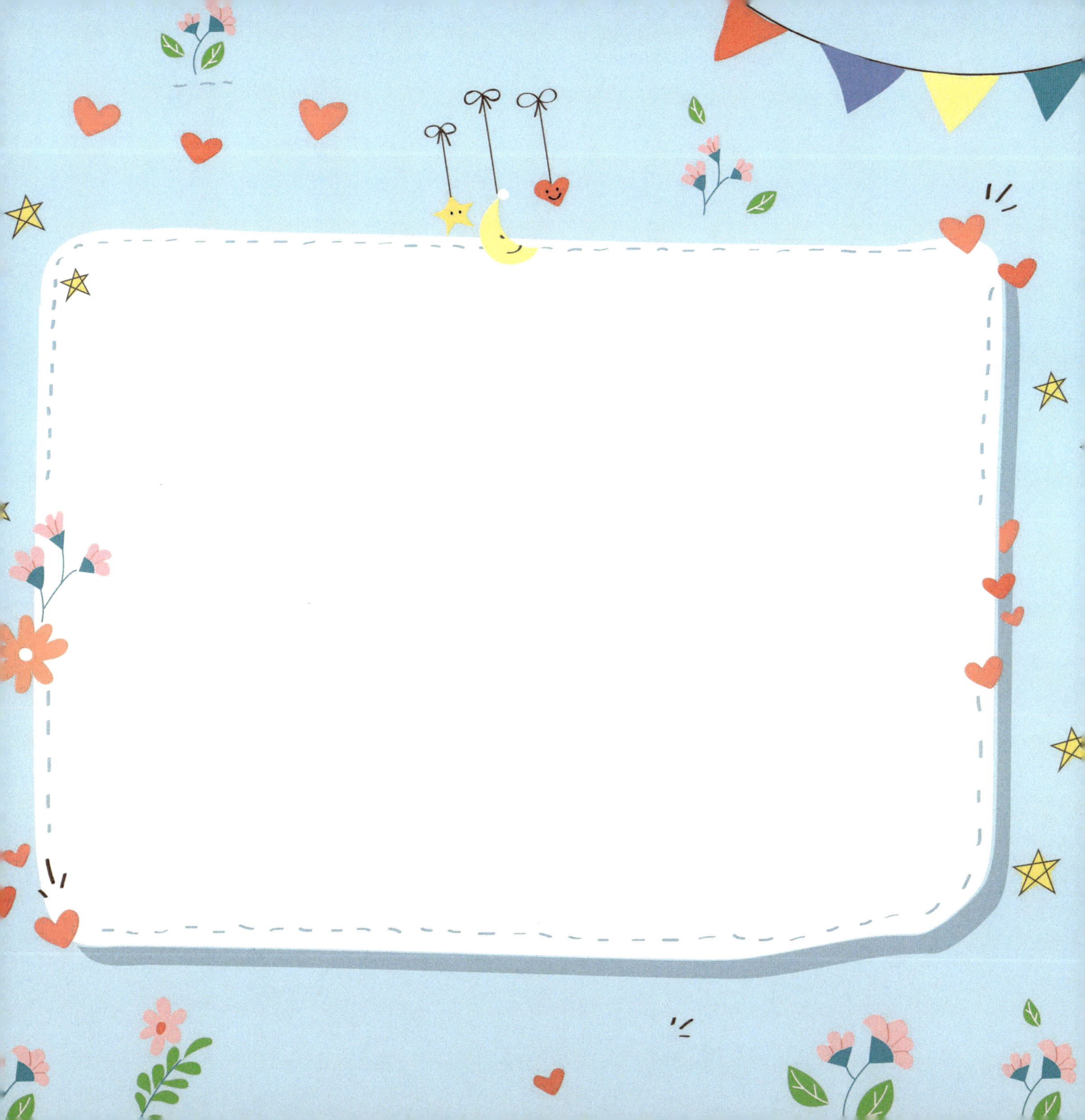

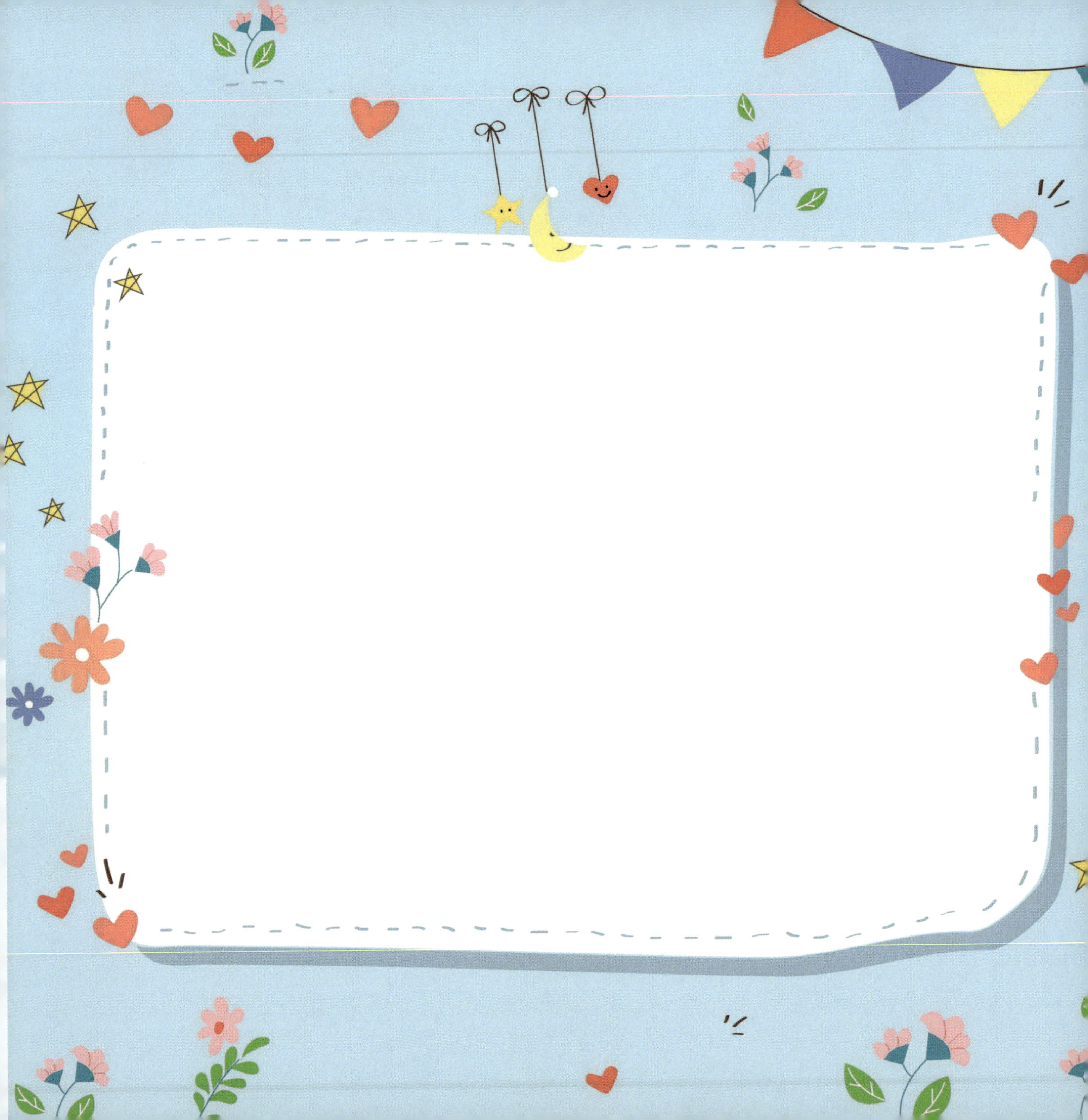

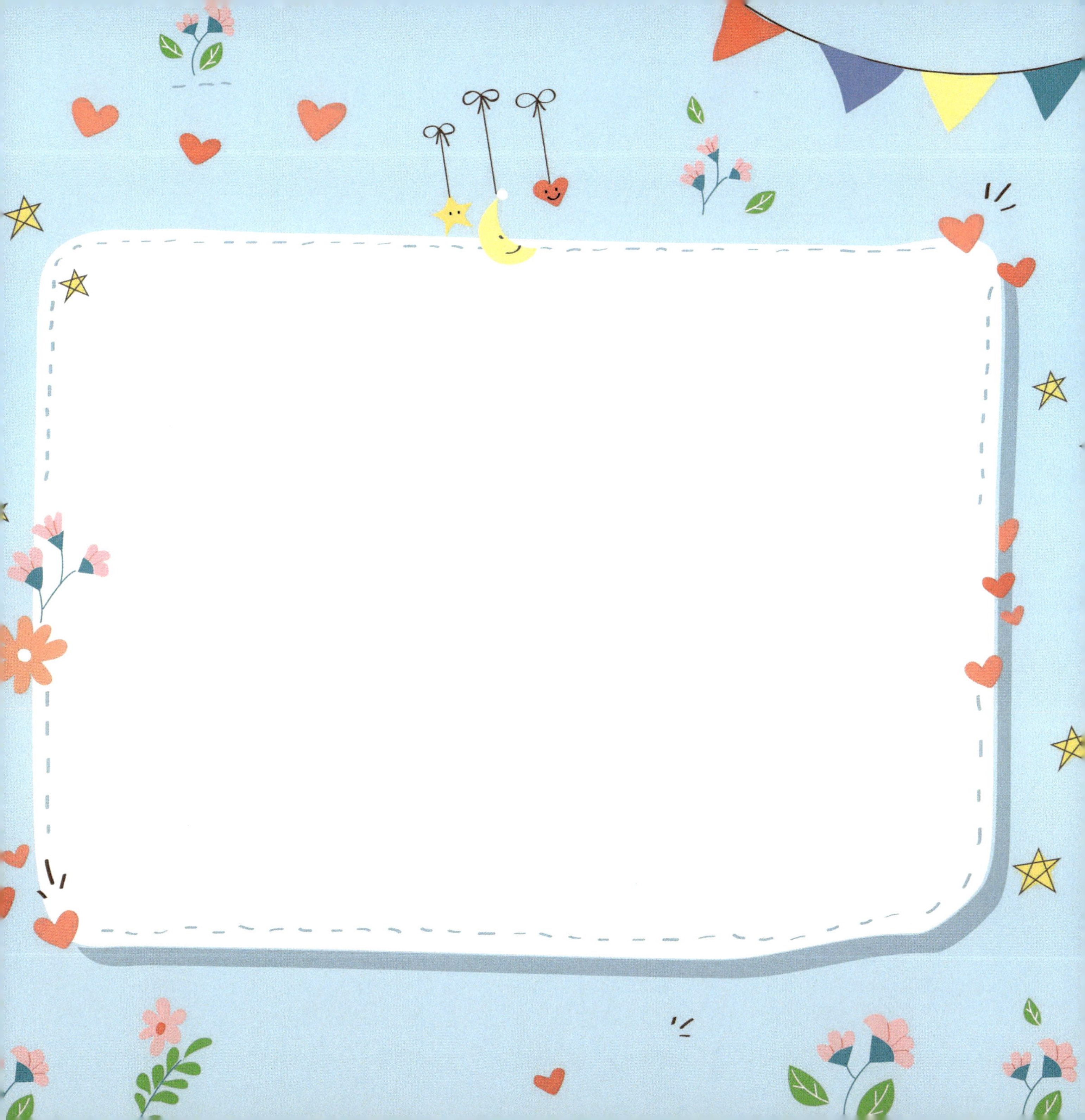

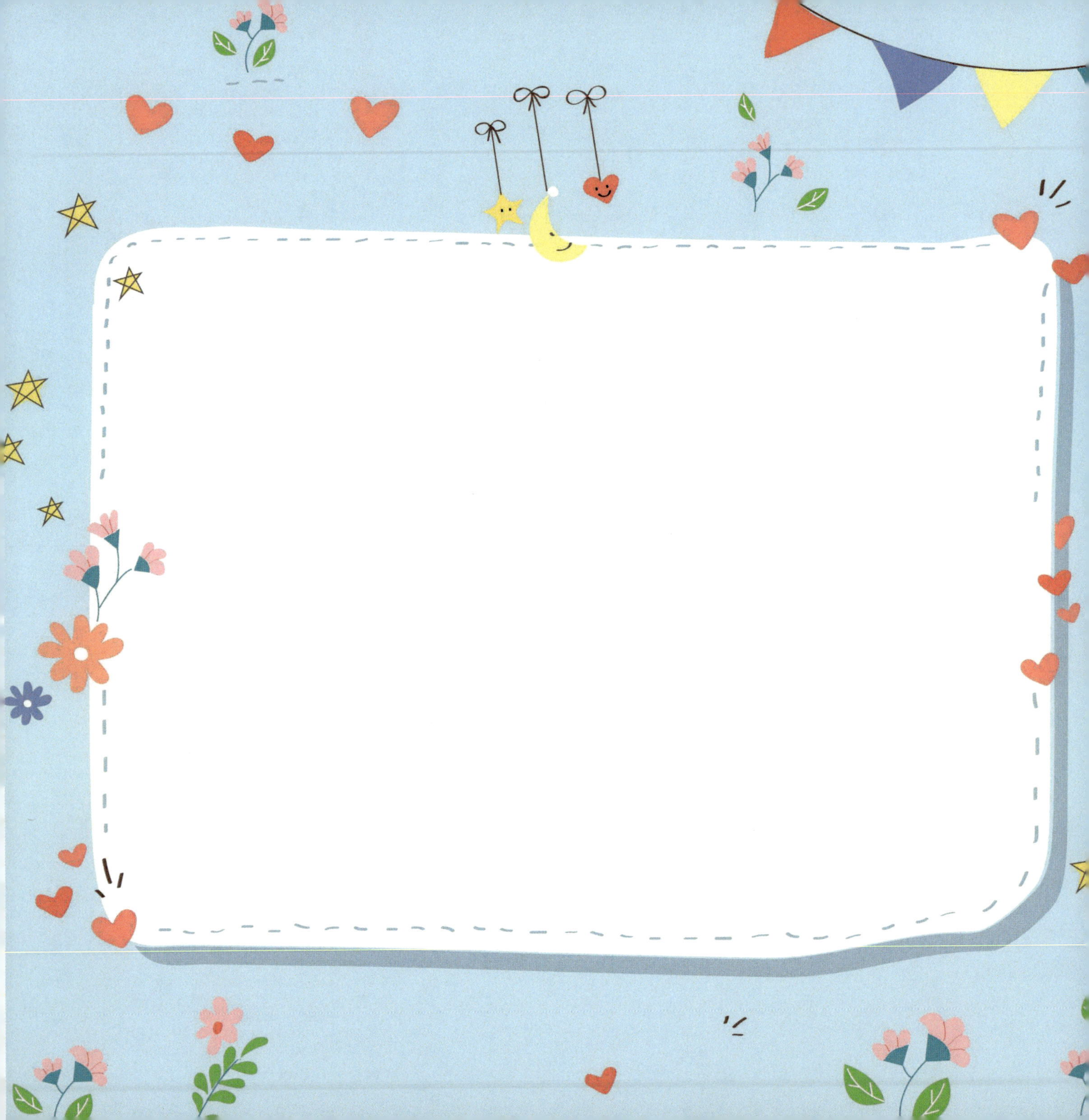

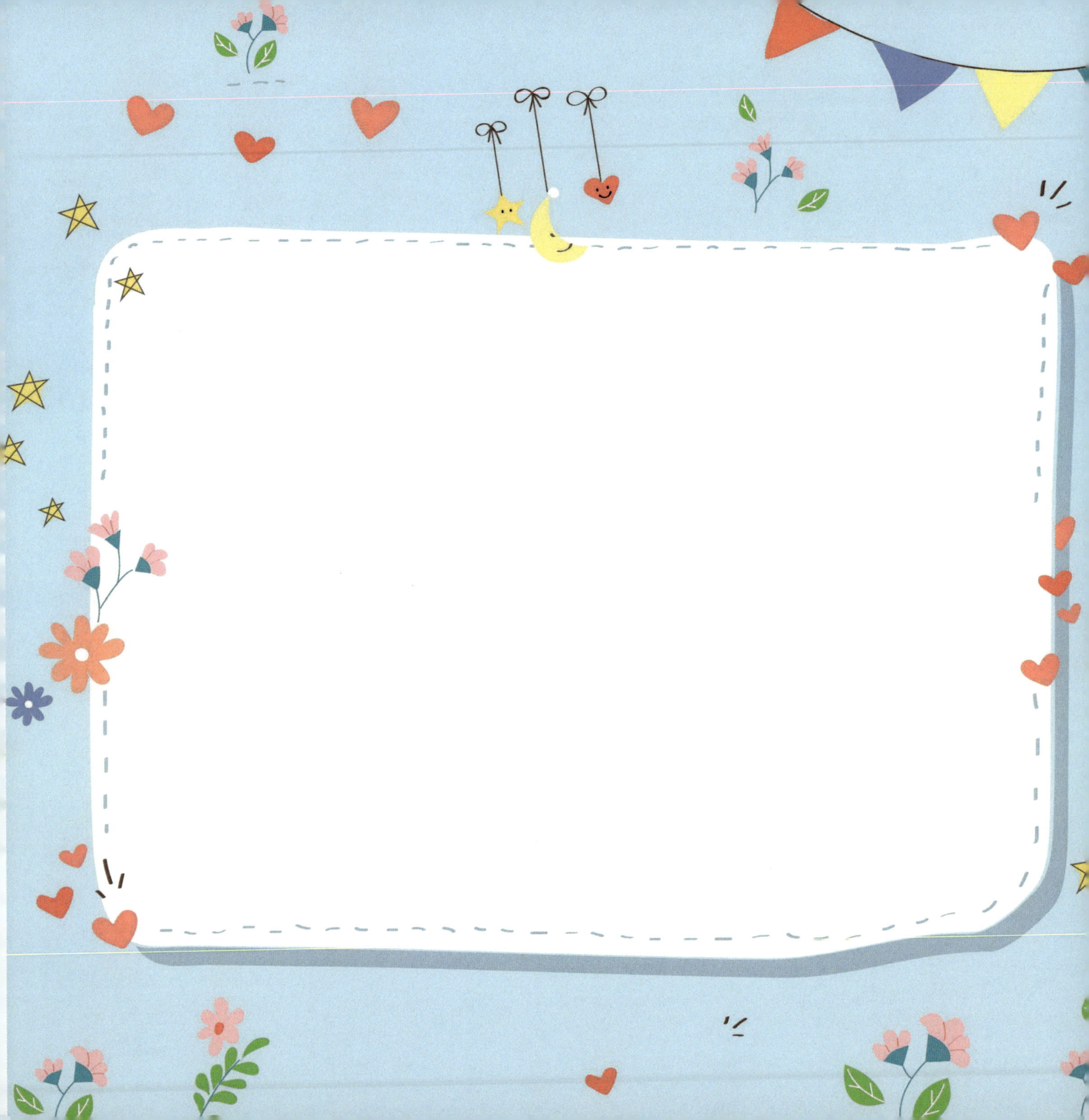

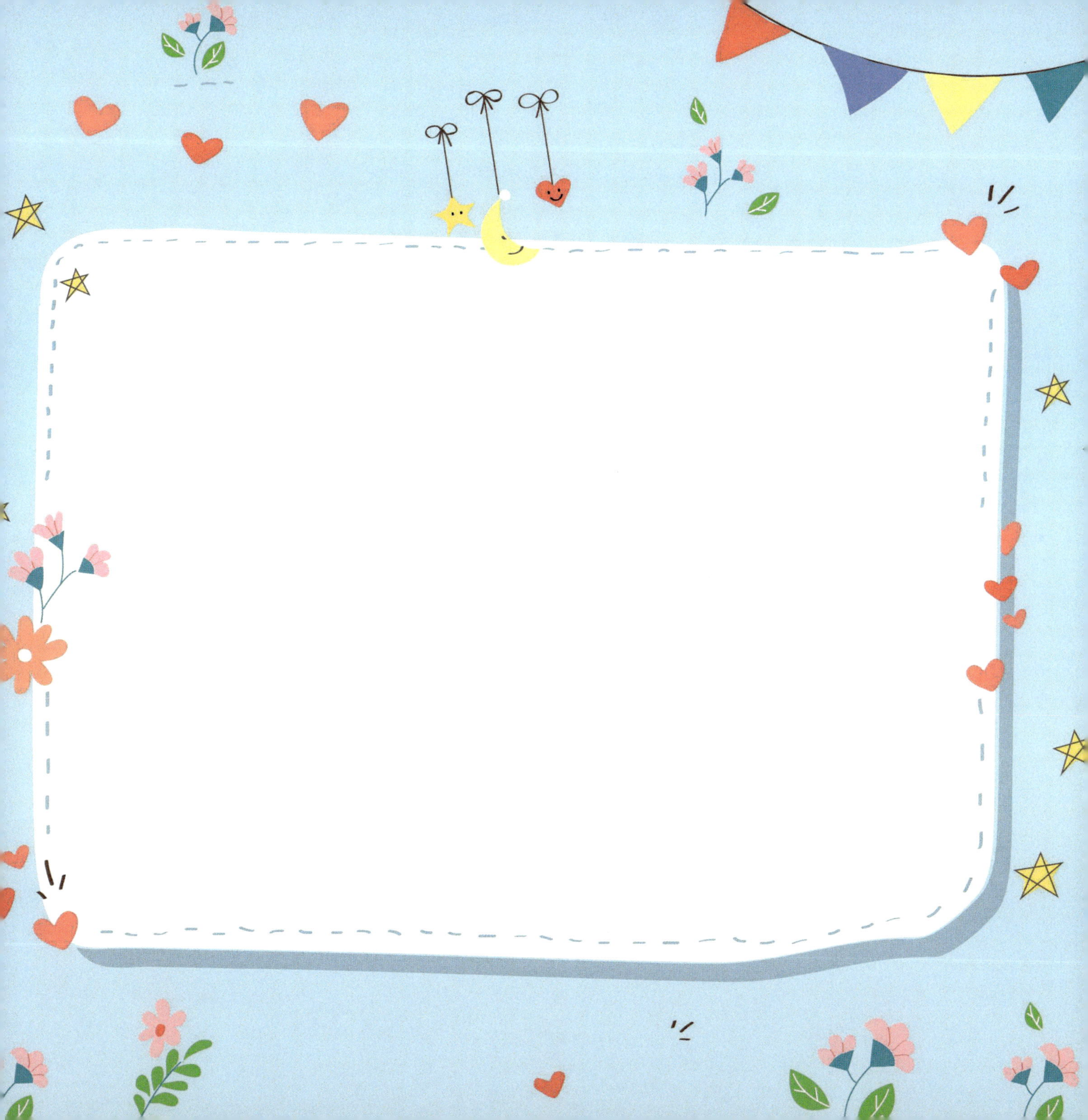

Made in the USA
Coppell, TX
16 September 2021

62458676R00026